Wafa Dahmani
Aida Ben Slama
Mehdi Slim

Cardiomiopatia cirrótica

Wafa Dahmani
Aida Ben Slama
Mehdi Slim

Cardiomiopatia cirrótica

Prevalência e factores preditivos

ScienciaScripts

Imprint

Any brand names and product names mentioned in this book are subject to trademark, brand or patent protection and are trademarks or registered trademarks of their respective holders. The use of brand names, product names, common names, trade names, product descriptions etc. even without a particular marking in this work is in no way to be construed to mean that such names may be regarded as unrestricted in respect of trademark and brand protection legislation and could thus be used by anyone.

Cover image: www.ingimage.com

This book is a translation from the original published under ISBN 978-620-6-72512-1.

Publisher:
Sciencia Scripts
is a trademark of
Dodo Books Indian Ocean Ltd. and OmniScriptum S.R.L publishing group

120 High Road, East Finchley, London, N2 9ED, United Kingdom
Str. Armeneasca 28/1, office 1, Chisinau MD-2012, Republic of Moldova, Europe
Printed at: see last page
ISBN: 978-620-3-37219-9

Copyright © Wafa Dahmani, Aida Ben Slama, Mehdi Slim
Copyright © 2024 Dodo Books Indian Ocean Ltd. and OmniScriptum S.R.L publishing group

Conteúdo

1 INTRODUÇÃO

Desde a descrição inicial da síndrome hipercinética na cirrose, caracterizada por um aumento do débito cardíaco, uma diminuição da pressão arterial média e da resistência vascular sistémica, foram feitos muitos progressos na compreensão da fisiopatologia deste fenómeno (1-3). A "cardiomiopatia " é parte integrante deste espetro de perturbações circulatórias.

A disfunção cardíaca cirrótica (CMC) é atualmente reconhecida como uma disfunção cardíaca genuína associada à cirrose (4).

Embora tenha recebido o seu próprio nome no final dos anos 80, só em 2005 foram estabelecidos critérios de diagnóstico por um comité de hepatologistas e cardiologistas reunidos no Congresso Mundial de Gastrenterologia (WCG) (2). Esta nova entidade foi então definida como uma disfunção cardíaca, que ocorre em doentes cirróticos, caracterizada por :

> alteração da resposta contrátil ao stress,
> e/ou alteração do relaxamento diastólico,
> associadas a anomalias electrofisiológicas,
> todos ocorrendo na ausência de qualquer patologia cardíaca conhecida.

Os recentes avanços na ecocardiografia, como o Doppler tecidular e o Strain Speckle Tracking (Strain 2D), levaram a uma melhor compreensão da fisiopatologia cardíaca geral(5) . No que diz respeito ao coração em doentes cirróticos, o valor destas novas modalidades ecocardiográficas tem sido objeto de vários estudos nos últimos anos, mas até à data permanece pouco claro (6,7).

A prevalência exacta da CMC permanece desconhecida, dado que se trata de um fenómeno latente, difícil de reconhecer clinicamente para além de um estímulo de stress fisiológico ou farmacológico (8). No entanto, estima-se que cerca de 30-50% dos doentes cirróticos submetidos a transplante hepático apresentem sinais de disfunção cardíaca (9,10).

Estudos recentes sugerem que esta entidade é um marcador preditivo de mortalidade em doentes cirróticos, particularmente em caso de hemorragia digestiva ou nas sequelas operatórias de um shunt porto-sistémico intra-hepático transjugular (TIPS) ou transplante hepático(11-15). Pensa-se também que esteja envolvida na patogénese da síndrome hepatorrenal (SHR)(16).

Dadas as suas implicações clínicas e prognósticas, a CMC é frequentemente negligenciada e merece ser investigada.

Foi com este objetivo que decidimos realizar este estudo, que visa :

> Determinação da prevalência de CMC em doentes cirróticos tratados no serviço de gastro-enterologia do hospital universitário de Sahloul, em Sousse.
> Procurar possíveis factores de previsão.
> Estudar a correlação entre os parâmetros electro-ecocardiográficos e a gravidade da cirrose.
> Avaliar a contribuição das novas técnicas ecocardiográficas no diagnóstico positivo da CMC.

2 PACIENTES E MÉTODOS

1. TIPO DE ESTUDO:

Este é um estudo transversal e analítico тепёe entre setembro de 2016 e maio de 2017 em pacientes cirróticos seguidos no departamento de hepato-gastro-entёrologia do hospital universitário Sahloul em Sousse.

2. POPULAÇÃO ESTUDADA

2.1. CRITÉRIOS DE INCLUSÃO:

Durante o período do estudo, foram incluídos todos os doentes com cirrose que estiveram internados no serviço de hepato-gastro-entrologia ou que frequentaram a consulta externa.

O diagnóstico de cirrose foi feito com base no exame anatomopatológico da biópsia hepática e/ou numa combinação de achados clínicos, biológicos, endoscópicos e morfológicos, incluindo sinais de insuficiência hepatocelular e hipertensão portal.

2.2. critérios de exclusão:

Doentes com :

> antёcёdentes de patologias cardiovasculares (hipertensão arterial, insuficiência coronária, patologia valvular modёrёe a sёre, perturbação do ritmo ou insuficiência cardíaca).

> hemorragia digestiva recente (nos dois meses anteriores à inclusão)

> um índice de massa corporal > 30kg/m^2

> uma sёvёre tiiK'mie (iK'moglobina < 7g/dl)

> etilismo crónico superior a 30g/d

3. RECOLHA DE DADOS :

Os dados foram recolhidos através de uma ficha sinóptica pré-estabelecida *(Anexo)* que inclui :

3.1. DADOS SOCIODEMOGRÁFICOS E ANAMNÉSTICOS:

> idade

> sexo

> co-morbilidades

> medicamentos, nomeadamente beta-bloqueadores e diuréticos

> hábitos de vida: tabagismo e consumo de álcool

3.2. DADOS CLÍNICOS :

• frequência cardíaca (Fc)

• pressão arterial sistólica (PAS), pressão arterial diastólica (PAD) e pressão arterial média (PAM), calculadas através da fórmula:

$$PAM\ (mmHg) = (2xPAD + PAS)/2$$

• as caraterísticas da cirrose, incluindo a sua etiologia e possíveis complicações:

• descompensação edemato-ascitica,

• hemorragia digestiva,

• encefalopatia hepática,

• carcinoma hepatocelular,

• síndrome hepatorrenal (SHR): diagnosticada e classificada como tipo 1 ou tipo 2 de acordo com os critérios do Clube Internacional da Ascite(17)

3.3. DADOS BIOLÓGICOS:

Foram incluídos testes biológicos com menos de 3 meses de idade aquando da inclusão:

> um hemograma completo (CBC)

> uma taxa de protrombina (PT) e um INR (International Normalized Ratio)
> um painel hepático: incluindo transaminases (ASAT e ALAT), gama-glutamil transferase (GGT), fosfatases alcalinas (PAL) e bilirrubina total (BT)
> um ionograma sanguíneo que inclui uma natremia e uma kaliemia.
> creatinemia, bem como a depuração de creatinina, que foi calculada pela fórmula MDRD 6 adaptada para doentes cirróticos (18). Os pacientes foram classificados de acordo com o estágio da insuficiência renal com referência às diretrizes da National Kidney Foundation (NKF) (19).
> eletroforese de proteínas plasmáticas
Com base nestes dados, a gravidade da doença hepática foi avaliada por:
> Pontuação CHILD-PUGH *(Anexo 2)*
Definimos cirrose avançada com uma pontuação CHILD PUGH >9
> Pontuação MELD (Model for End-stage Liver Disease): esta pontuação é calculada através de uma fórmula matemática que incorpora os valores de bilirrubinemia, creatinemia e INR *(Anexo 3)*.
Utilizámos uma calculadora disponível na Internet para obter facilmente o valor da pontuação MELD de cada doente.

3.4. DADOS ENDOSCÓPICOS:

Todos os doentes tinham sido submetidos a uma fibroscopia oeso-gastro-duodenal (OGDF) que constatou :
> a presença de varizes esofágicas e o seu grau de acordo com a classificação proposta pela Sociedade Japonesa de Investigação da Hipertensão Portal e modificada pelo Novo Clube Endoscópico Italiano (NIEC)(20)
> a presença de varizes gástricas e a sua classificação de acordo com Sarin(21)

3.5. DADOS ELECTROCARDIOGRÁFICOS:

Foi realizado um eletrocardiograma (ECG) em todos os doentes. O intervalo QT foi calculado para cada paciente: este é o tempo que separa o início da dëpolarização do miocárdio ventricular (início do complexo QRS) do fim da sua repolarização (fim da onda T).
A duração do intervalo QT varia inversamente com a frequência cardíaca, pelo que a interpretação correta do intervalo QT requer a correção da frequência cardíaca. Esta correção pode ser efectuada através de várias fórmulas *(Quadro I)*.

Quadro I: Fórmulas de correção do intervalo QT

Fórmulas	Equação
Bazett	$QTc = QT /\sqrt{RR}$
Hodges	$QTc = QT + 105$
Framingham	$QTc = QT + 0{,}154 \, (1\text{-}RR)$
Fridericia	$QTc = QT / \sqrt[3]{RR}$
QTc cirrose	$QTc = QT / 3{,}02^{RR}$

Utilizámos a fórmula "QTc cirrose". **O QTc foi considerado prolongado acima de 440 ms.**

3.6. DADOS ECOCARDIOGRÁFICOS:

Cada doente realizou bëraйбë de um exame ecocardiográfico transtorácico convencional (ETT) e um exame ecocardiográfico em modo Doppler tecidular e Strain bidimensional (2D Strain), efectuados por um único operador.
Os ecocardiogramas foram realizados de acordo com as recomendações sugeridas pelas

sociedades americana (ASE) e europeia (ESE) de ecocardiografia (22,23).

3.6.1. Equipamento de ecocardiografia :

Trata-se de uma máquina do tipo VIVID E9 equipada com pulso contínuo e Doppler a cores, com ferramentas avançadas de quantificação 4D.

3.6.2. Estudo da função sistólica:

3.6.2.1.   Dados de ultra-sons convencionais :

> a espessura da parede posterior (PP)

> a espessura do septo interventricular (SIV)

> **A hipertrofia ventricular esquerda (HVE) foi considerada na presença de PP e/ou SIV >11mm.**

> tëlë-diâmetro diastólico (DTD)

> Diâmetro tei-sistólico (TSD)

> volume telediastólico (TDV)

> Volume tele-sistólico (TSV)

> débito cardíaco (DQ), calculado de acordo com a fórmula: DQ= FC*(VTD-VTS)

> a fração de gordura curta (FR), calculada segundo a fórmula :
FR=(DTD-DTS)/DTD; o seu valor normal é de 26 a 40%.

> a fração de ejeção do ventrículo esquerdo (FEVE), calculada segundo o método de Simpson.

3.6.2.2.   Strain Speckle Tracking ou dados de deformação 2D:

O nosso estudo centrou-se na tensão longitudinal global das fibras cardíacas. O valor normal da tensão longitudinal global (slg) é de -21,9±2,1%.

3.6.3. Estudo da função diastólica:

3.6.3.1.   Dados de ultra-sons convencionais :

> a velocidade do pico da onda E mitral (E)

> a velocidade do pico da onda A mitral (A)

> o rácio E/A

> Tempo de desaceleração da onda E (TDE)

> Tempo de relaxamento isovolumétrico (TRIV)

> o diâmetro da aurícula esquerda (DOG)

> o volume da aurícula esquerda (VOG); calculámos o
Índice VOG VOG*área de superfície corporal

>   >

A aurícula esquerda é considerada dilatada se : VOG indexado>34ml/m^2

3.6.3.2.   Dados de Doppler tecidular :

> velocidade de pico diastólico precoce septal (E'septal)

> velocidade de pico diastólico lateral precoce (E'latdrale)

Em seguida, calculámos o rácio (E/E') ou E'= (E'septal+ E'latdral)/2

4. DEFINIÇÃO DE VARIÁVEIS

4.1. BASEADO NO CONSENSO da WCG 2005:

> **A disfunção sistólica (DS)** é definida como :

o FEVE<55%.

> **A disfunção diastólica (DD)** é definida como :

o um rácio E/A<1

o um TD >200ms

o a TRIV>80ms

O DD é classificado em 3 graus:

> <u>DD grau I</u> (ou perturbação do relaxamento): se E/A <0,8 com TDE > 200 ms
> <u>DD grau II</u> (ou perfil pseudo-normal): 0,8<E/A<1,5 com 160<TDE<200 ms
> <u>DD grau III</u> (ou perfil restritivo): E/A >2 com TDE <160 ms

4.2. BASEADO EM NOVAS TÉCNICAS ECOCARDIOGRÁFICAS:

> **Um DS** é definido por :

o S_{LG} <-18%

> **Um DD** é mantido, de acordo com as recomendações da ASE de 2016, se mais de metade dos parâmetros disponíveis atingirem os valores *de corte*, em doentes com uma FEVE preservada.

Os quatro parâmetros recomendados para identificar uma DD e os seus valores de corte anormais são

> E'septal <7cm/s e E'Eiteral <10cm/s;
> rácio E/E'médio > 14
> Índice de VOG > 34 ml/m^2
> velocidade máxima da insuficiência tricúspide > 2,8 m/s

Por último, o diagnóstico de CMC baseou-se na presença de SD e/ou DD, consoante os parâmetros ecográficos utilizados, associados ou não a critérios de suporte.

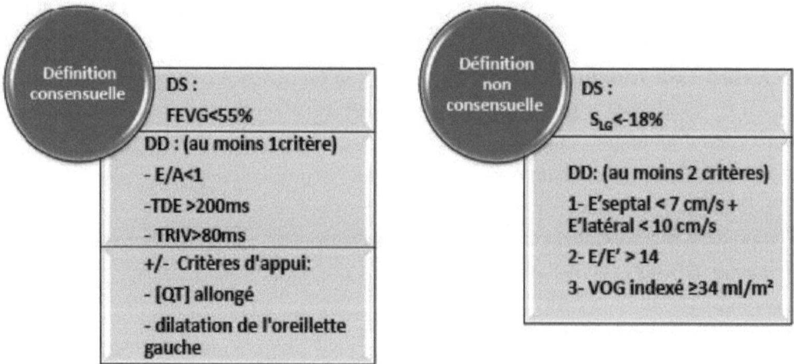

5. ANÁLISE ESTATÍSTICA :

Os dados foram introduzidos e analisados com recurso ao software SPSS versão 21.

Para as variáveis qualitativas, calculámos as frequências absolutas e as frequências relativas (percentagens).

A normalidade das variáveis quantitativas foi testada utilizando o teste de Kolmogorov Smirnov.

Para as variáveis quantitativas que seguem uma distribuição normal, calculámos as médias, ёdesvios-padrão e dёterminёmos os valores extremos. Noutros casos, temos calcиlё a mёdiana e o intervalo interquartil (IQR) 25%-75%.

O índice kappa tem sido utilizado para estudar a concordância, que é interpretada da seguinte forma: entre 0,81 e 1: concordância excelente; entre 0,61 e 0,81: concordância satisfatória; entre 0,41 e 0,60: concordância moderada; entre 0,21 e 0,40: concordância fraca; entre 0,00 e

0,20: concordância muito fraca.

A ligação entre 2 variáveis quantitativas foi ëtudiëe pelo coeficiente de correlação de Spearman (tendo em conta a distribuição não gaussiana de certas variáveis).

Os procëdures de análise univariëe foram realizados onde as suas aplicações ëtëm sido apropriadas. A comparação de médias foi ëtë realizada usando o teste t de Student para variáveis que seguem uma distribuição normal, ou usando o teste U de Mann Whitney para variáveis com distribuição não-Gaussiana. As comparações percentuais foram feitas usando os testes Chi 2 e Fisher. Todos os testes foram ëtë rëalisës em amostras ë independentes de fagon bilateral.

Para identificar os factores de risco ligados ao fagon independente do evento, procedeu-se a uma análise multivariada utilizando a regressão logística, um método top-down passo a passo (na primeira fase, introduzimos todos os factores cujo "p" é <0,2 na análise univariada e, em seguida, passo a passo, retiramos o fator com o "p" menos significativo.

Foi fixado um nível de significância estatística de 5% para os vários testes utilizados.

6. CONSIDERAÇÕES ÉTICAS :

Este ëtude ëtait meiwe dans le respect du droit et de ^^ëд^Лë de la personne. Não apresentava quaisquer conflitos de intërëts.

Todos os pacientes foram informados da validade científica da ecografia cardíaca e da ausência de quaisquer consequências para o seu tratamento posterior.

O consentimento oral ëe^rë sobre a natureza e o objetivo do estudo foi ëtë obtido de todos os doentes.

3 RESULTADOS

1. ESTUDO DESCRITIVO:

1.1. CARATERÍSTICAS GERAIS DOS DOENTES:

1.1.1. Número de empregados:

Durante o período de estudo, 109 cirróticos ëtait coШgës. No entanto, 33 pacientes foram ëlë excluídos pelos seguintes motivos:

- ✓ Hemorragia digestiva recente: n=7
- ✓ Anemia sëvëre : n=6
- ✓ Hipertensão arterial: n=12
- ✓ Doença arterial coronária: n=3
- ✓ Perturbações do ritmo: n=3
- ✓ Insuficiência mitral moderada: n=1
- ✓ Alcoolismo crónico: n=1

No total, foram incluídos no estudo 76 doentes.

1.1.2. Idade :

A idade média dos doentes ëlaк 54±11,8 anos, com os extremos a variar entre 18 e 79 anos. *(Figura 1)*

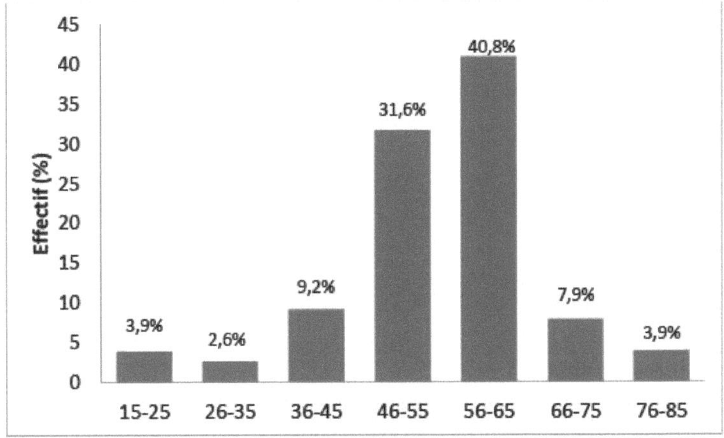

Figura 1: Distribuição dos doentes cirróticos por grupo etário

1.1.3. Género :

A população do estudo era constituída por 45 homens (59% dos doentes) e 31 mulheres (41%) *(Figura 2).*

O rácio entre os sexos (masculino/feminino) é de 1,4.

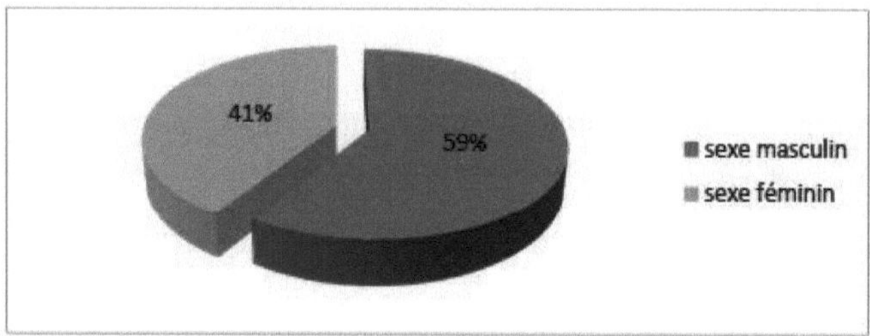

Figura 1: Distribuição dos doentes cirróticos por grupo etário

1.1.4. Antecedentes :

Vinte e dois doentes (29%) apresentavam uma ou mais co-morbilidades associadas à cirrose. Estas co-morbilidades eram principalmente a diabetes tipo 2, presente em 7 doentes (9,2%). *(Tabela 11)*

Quadro II: Antecedentes médicos e cirúrgicos dos doentes

Antecedentes	Número de trabalhadores (n)
Médico	
Diabetes	7
Dislipidemia	2
Acidente vascular cerebral isquémico	2
Doença celíaca	1
Pancreatite autoimune	1
Epilepsia	1
Cirúrgico	
Colecistectomia	5
Apendicectomia	4
Úlcera gastroduodenal	2
Neoplasia do cólon	1

1.1.5. Hábitos de vida:

Onze doentes (14,5%) eram fumadores, com um consumo médio de 18 anos-maço.

O consumo ocasional de álcool foi registado em 6 doentes (7,8%).

1.2. CARATERÍSTICAS DA CIRROSE :

1.2.1. Circunstâncias da descoberta:

A hemorragia digestiva alta foi o modo de aparecimento mais frequente (31,6%), seguido de descompensação edemato-ascitica (27,6%).

O quadro III mostra as diferentes circunstâncias em que a cirrose é descoberta.

Quadro III: Circunstâncias da descoberta da cirrose

Circunstâncias da descoberta	Número de	Percentagem (%)
Hemorragia gastrointestinal superior	24	31,6
Descompensação edemato-ascitica	21	27,6
Citólise e/ou colestase	14	18,4
Ictere	7	9,2
Ecografia abdominal	7	9,2
Trombocitopenia	3	3,9

| Total | 76 | 100 |

1.2.2. Etiologias da cirrose:

A cirrose era de origem viral em 35 casos (46%): cirrose pós-viral B em 30 doentes (39,5%) e cirrose pós-viral C em 5 doentes (6,6%) (Figura 3).

Noutros casos, tratava-se de cirrose alcoólica, cirrose de origem disimune, estato-hëpatite não alcoólica (NASH) ou cirrose criptogénica *(Figura 4).*

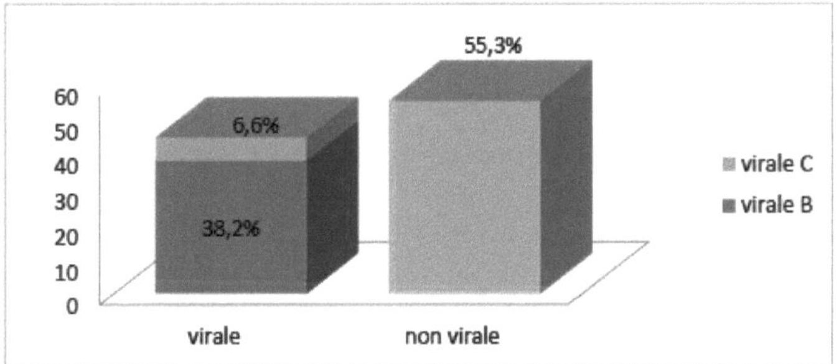

Figura 3: Distribuição dos doentes de acordo com a origem viral ou não viral da cirrose

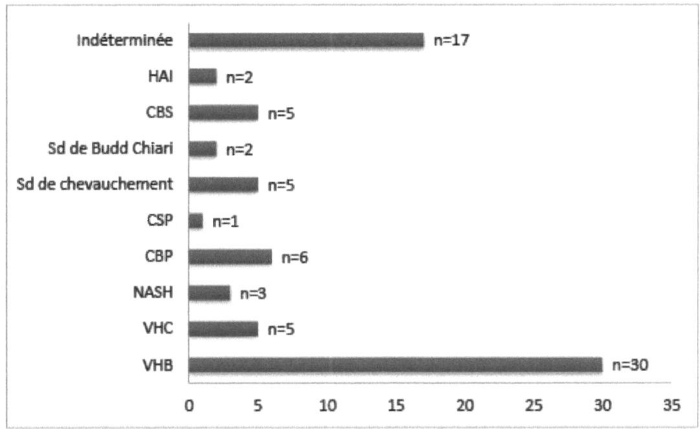

Figura 4: Distribuição dos doentes de acordo com a etiologia da cirrose

(HAI: hepatite autoimune, CBS: cirrose biliar secundária, PSC: colangite esclerosante primária, PBC: colangite biliar primária, NASH: esteato-hepatite não alcoólica, HCV: cirrose C pós-viral, HBV: cirrose B pós-viral)

1.2.3. Dados biológicos:

A anemia foi detectada em 52 doentes (68,4%), dos quais 25 (33%) tinham uma hemoglobina inferior a 10g/dl.

O TP foi superior a 50% em 30 doentes (65%).

Vinte e dois doentes (29%) apresentavam citólise e 26 (34,2) colestase.

[22]A depuração média da creatinina no sangue foi de 94 ± 36,2 ml/min/1,73m [16,1 - 191 ml/min/1,73m]. Dezoito doentes (23,7%) apresentavam insuficiência renal moderada a grave. As anomalias da função renal estão representadas na *Figura 5.*

O quadro IV apresenta os diferentes parâmetros biológicos da população estudada.

Quadro IV: Parâmetros biológicos dos doentes

	Valor médio±desvio-padrão (ou mediana)	Valores extremos
Hemoglobina (g/dl)	11,1±2,1	[7,2-15,9]
[3]Inserções (elementos/mm)	100146±64036	[24000-310000]
TP (%)	68,2±16,4	[22-94]
INR	1,4	[1,04-4,95]
ASAT (UI/l))	59	[10-616]
ALT (UI/l)	42,8	[8-793]
Bilirrubinemia total (umol/l)	48,5	[4-412]
GGT (UI/l)	96,4	[10-515]
PAL (UI/l)	164,7	[32-964]
Uree (mmol/l)	7,5	[2,1-30,1]
Níveis de creatinina (umol/l)	76,4±37,7	[35-316]
Depuração da creatinina (ml/min/1,73m2)	94±36	[16-191]
Natremia (mmol/l)	136,3±3,7	[129-143]
Albuminemia (g/l)	31	[18-45]

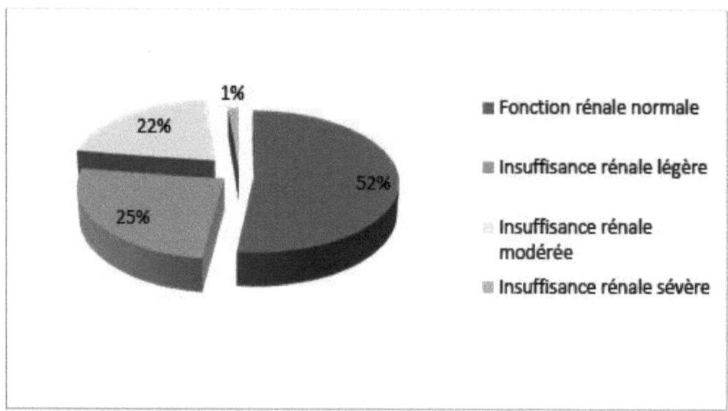

Figura 5: Distribuição dos doentes de acordo com a função renal

1.2.4. Gravidade da cirrose:

> Pontuação CHILD PUGH:

A cirrose foi classificada como CHILD PUGH B na maioria dos casos (44,7%). Apenas 9 doentes (11,8%) apresentavam cirrose CHILD PUGH C *(Figura 6)*.

A pontuação CHILD PUGH >9 foi encontrada em 23 pacientes (30,3%) *(Figura 7)*.

Pontuação do PUGH da criança

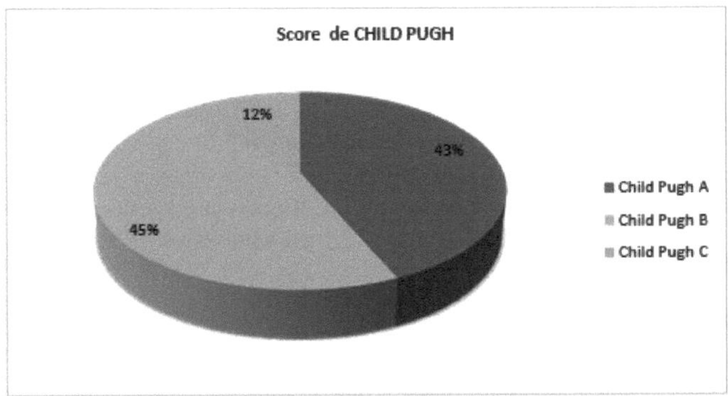

Figura 6: Distribuição dos cirróticos de acordo com as fases da pontuação CHILD PUGH

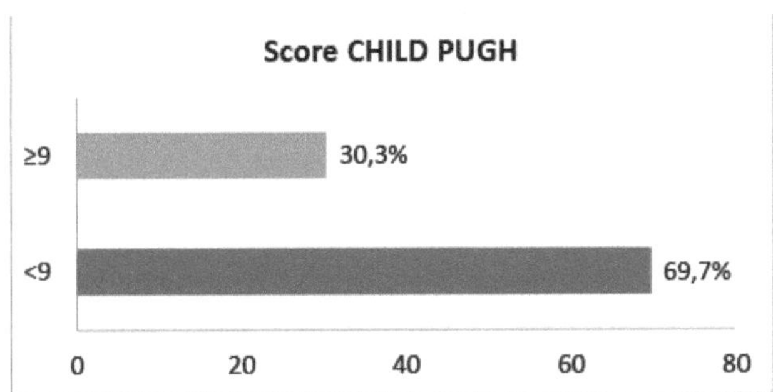

Figura 7: Distribuição dos cirróticos de acordo com a pontuação de Child Pugh

> **Pontuação MELD :**

A pontuação MELD mëdian foi de 11 com um IIQ27-75 [10 ;14].

A maioria dos doentes (77,6%) tinha uma pontuação MELD <15 *(Figura 8).*

Pontuação MELD

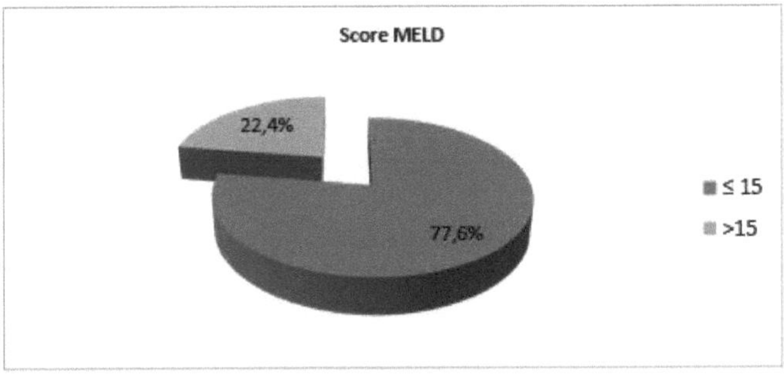

Figura 8: Distribuição dos cirróticos de acordo com a pontuação MELD

1.2.5. Dados endoscópicos :

Setenta e dois doentes (94,7%) tinham varizes resofágicas que ëram classificadas como grau II em 67% e grau III em 10%. Os VEs tinham ë1.ë objectivos em apenas 12 doentes (15,8%). *(Tabela V)*

A terapêutica com beta-bloqueantes foi prescrita em 64 doentes (84,2%), como profilaxia primária (60 casos) ou secundária em associação à ligadura elástica (4 casos). A molécula utilizada foi o Propranolol, com uma dose média de 49 mg por dia e extremos que variaram entre 40 mg e 120 mg por dia.

Quadro V: Sinais endoscópicos objectivos de hipertensão portal na endoscopia digestiva alta :

Sinais endoscópicos de hipertensão portal		Número de trabalhadores (n)	Percentagem (%)
Varizes do esófago	ausente	4	5,3
	Grau I	17	22,4
	Grau II	48	63,2
	Grau III	7	9,2
Varizes gástricas	ausente	64	84,2
	GOV1	5	6,6
	GOV 2	4	5,3
	IGV1	3	3,9

1.2.6. Dados da ecografia abdominal:

A ecografia abdominal mostrou circulação venosa colateral e dilatação do tronco portal em 55 (72,3%) e 36 (47,3%) casos, respetivamente.

Uma splënomëgalie ë'!^^!. encontrada em 57 pacientes (75%) com uma fkche espénica média de 15 cm.

1.2.7. Complicações evolutivas:

Trinta e seis doentes (47,4%) tiveram um ou mais episódios de hemorragia gastrointestinal.

Quarenta e sete doentes (61,8%) apresentavam um antëcëdente de dëcompensação oedëmato-ascitica, 6 dos quais se encontravam em fase de ascite refractária. Na altura da inclusão, 25 doentes (32,9%) tinham ascite, dos quais 23 (30,3%) estavam a receber tratamento diurético (espironolactona e/ou furosëmida).

Um SHR tipo 2 ëlяк encontrado em 4 casos (5,3%).

A cirrose foi dëgënërëe em 10 doentes (13%). *(Figura 9)*

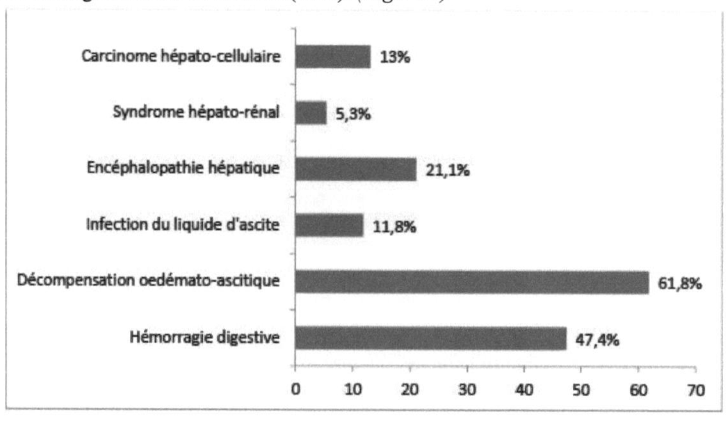

Figura 9: Distribuição dos doentes de acordo com as complicações progressivas da sua doença

1.3. ESTUDO DA FUNÇÃO CARDIOVASCULAR:

1.3.1. Dados de exames cardiovasculares:

A Fc média foi de 67±11,9 bpm. Foi de 65 bpm para pacientes com bëtabloquës e 77 bpm para pacientes sem bëtabloquës.

Os valores médios da frequência cardíaca e das pressões arteriais sistólica e diastólica dos pacientes e seus valores extremos são apresentados na *Tabela VI.*

Tabela VI: Parâmetros hemodinâmicos dos pacientes

	Valor médio	Valores extremos
Fc (bpm)	67±11,9	[44-93bpm]
PAS (mmHg)	110[100 ; 120]	[90-140mmHg].
PAD (mmHg)	70[60 ; 80]	[40-90mmHg].
PAM (mmHg)	81[73 ; 90]	[63-106mmHg].

Fc: frequência cardíaca; PAS: pressão arterial sistólica; PAD: pressão arterial diastólica; PAM: pressão arterial média

1.3.2. Dados electrocardiográficos:

O intervalo QTc médio foi de 434,5 ms, com extremos variando de 380 a 494 ms. O intervalo O QTc 6 foi aПопдë em 33 pacientes (43,5%). *(Figura 10)*

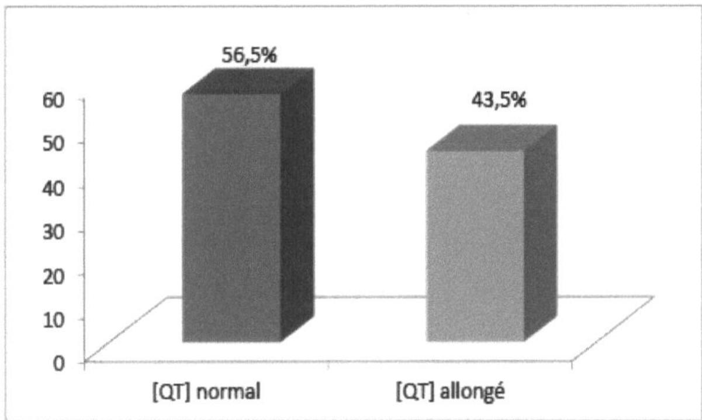

Figura 10: Distribuição dos doentes de acordo com o intervalo QT

1.3.3. Dados ecocardiográficos convencionais:

1.3.3.1. Estudo da função sistólica:

A FEVE tinha um valor médio de 67% com extremos que variavam entre 50 e 75%. *(Figura 11)*

A DS (FEVE <55%) ëtait notëe em 4 pacientes (5,2%). *(Figura 12)*

FR e DQ ët estavam dentro dos limites normais em todos os doentes.

Além disso, a HVE ëtait notëe em 12 pacientes (15,8%). *(Figura 13)*

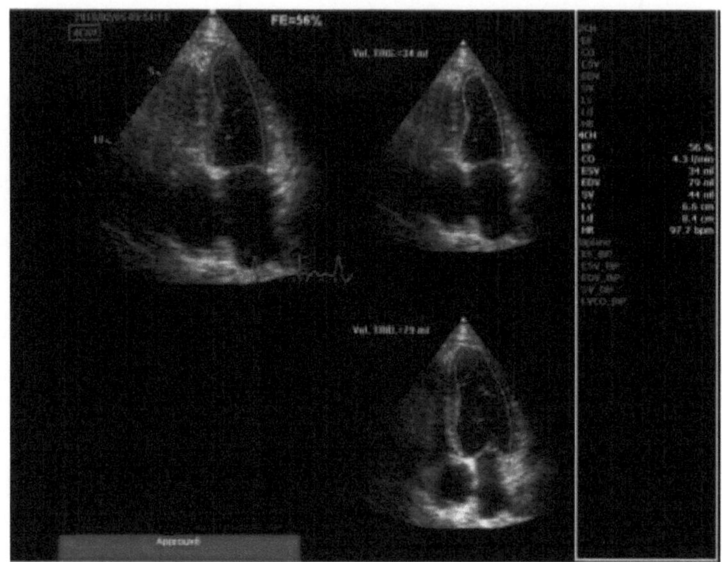

Figura 11: Exemplo de medição automática da fração de ejeção do ventrículo esquerdo

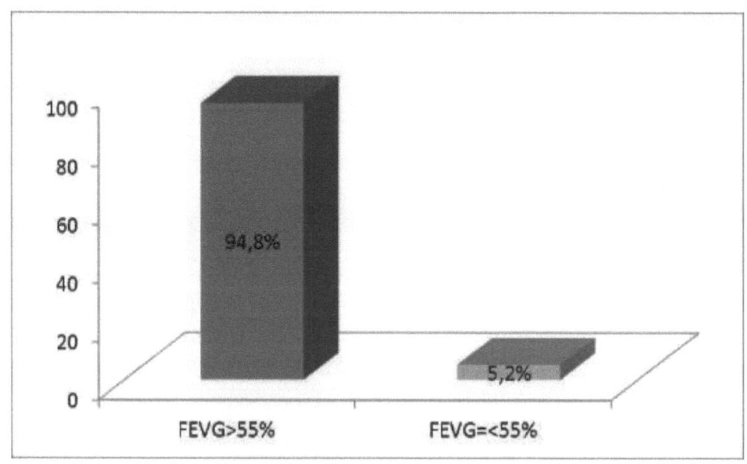

Figura 12: Distribuição dos doentes de acordo com a função sistólica

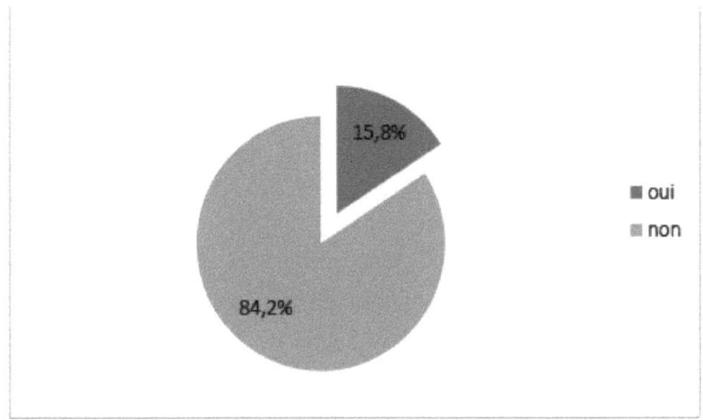

Figura 13: Distribuição dos cirróticos de acordo com a hipertrofia ventricular esquerda

1.3.3.2.   *Estudo da função diastólica :*

A função diastólica foi estudada com base no perfil mitral. *A Tabela VII* apresenta os parâmetros ëcardiográficos convencionais relativos à função diastólica.

Tabela VII: Parâmetros ecocardiográficos convencionais relativos à função diastólica

Parâmetros ecocardiográficos	Valores médios ± desvio padrão
E/A 1,2 ± 0,5	
TDE (ms) 200 ± 64,6	
TRIV (ms) 91,5±23,9	

>   Foi observado um rácio E/A inferior a 1 em 32 doentes (42,1%).

>   Um TDE >200 ms foi registado em 30 casos, ou seja, 39,4% da população.

>   Um TRIV>80 ms foi encontrado em 33 pacientes (43,4%) *(Figura 14).*

No total, a DD foi encontrada em 39 doentes cirróticos (51,3%). A maioria destes doentes (74,4%) tinha uma DD de grau I, indicando um distúrbio de relaxamento. *(Figura 15)*

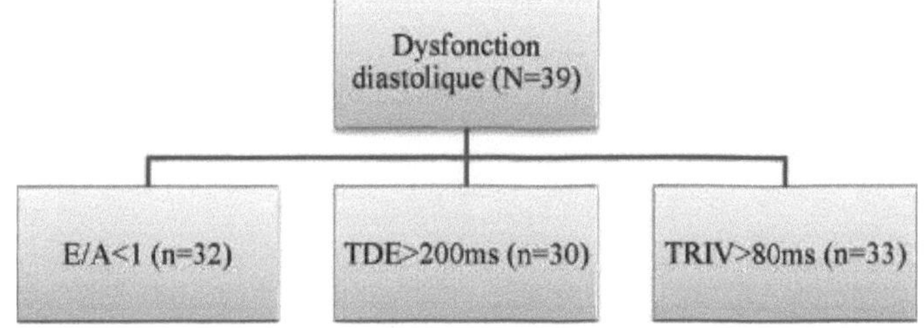

Figura 14: Prevalência dos parâmetros ecocardiográficos que definem a disfunção diastólica

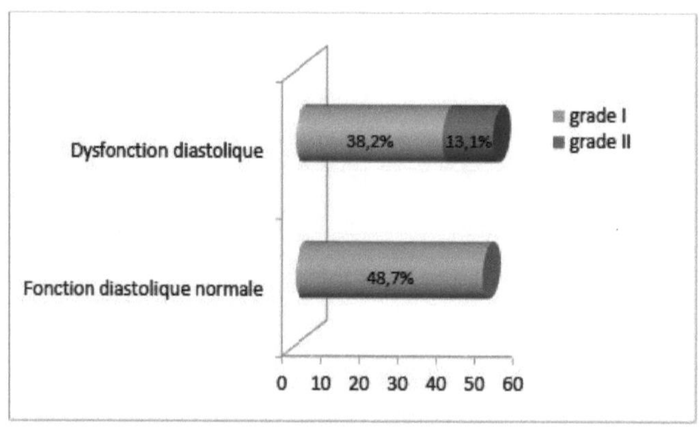

Disfunção diastólica
Função diastólica normal
Figura 15: Distribuição dos doentes de acordo com a função diastólica

1.3.4. Dados de novas técnicas ecocardiográficas (Doppler tecidular e Strain2D):

Os principais dados das novas modalidades de ëcocardiografia estão resumidos *na Tabela VIII.*

1.3.4.1. Estudo da função sistólica:

Um SLG<-18, tëmoigno de um DS, ëlaH гейоиyë em 10 pacientes (13,2%). *(Figura 16)*

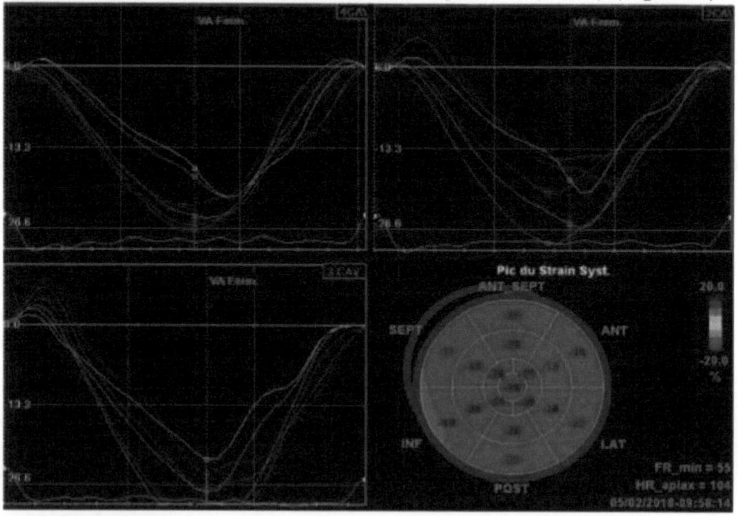

Figura 16: Exemplo de uma medição global de deformação longitudinal apresentada sob a forma de um diagrama ba'uf, acompanhada de curvas de deformação temporal e de planos de corte.

1.3.4.2. Estudo da função diastólica :

O estudo da função diastólica por Doppler tecidular mostrou uma vëlocitë da onda E'

septal<7cm/s associada a uma vëlocitë da onda E' lateral- 10cm/s em 30 doentes (39,4%).
Foi encontrado um rácio E/E'>14 ëlяк em 4 doentes (5,3%).
Para além disso :
[2]Observa-se dilatação do OG ëlяк em 45 casos (59,2%), com um índice médio de VOGë de 40,3±6,6ml/m .
No total, de acordo com as recomendações da ASE 2016, um DD ëlяк encontrado em 25 pacientes (32,9%).

Tabela VIII: Parâmetros ecocardiográficos de 2D Strain e Doppler tecidular

Parâmetros	Valores médios ± desvio padrão
Grão longitudinal total (%)	-20,7 ± 2,3
E' septal (cm/s)	8,2 ± 2,7
E' laterale (cm/s)	11,4± 4,2
E/E	8 ± 2,5

1.3.5. Prevalência de cardiomiopatia cirrótica na nossa população:

> De acordo com os critérios de diagnóstico da WCG 2005, não temos

- DS isolada em 2 doentes (2,6%)
- DD isolada em 37 cirróticos (48,7%)
- SD associada a DD em 2 casos (2,6%)

Um total de 41 pacientes (53,9%) foram diagnosticados com CMC. *(Figura 17).*

Entre estes 41 doentes, o prolongamento do intervalo QT e a dilatação da aurícula esquerda foram observados em 21 e 15 casos, respetivamente.

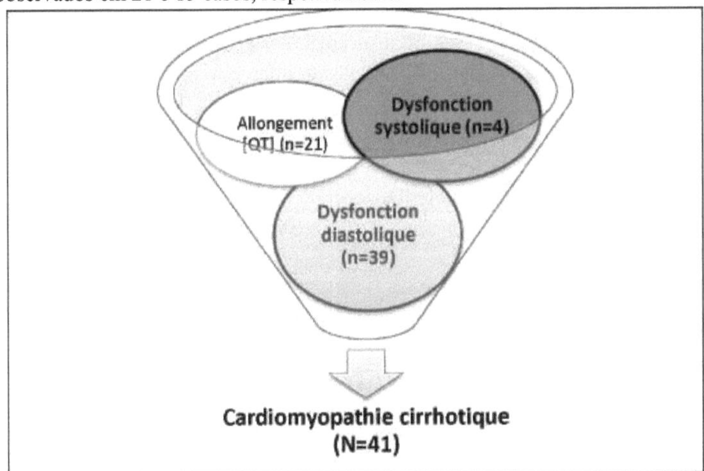

Figura 17: Anomalias electro-ecocardiográficas em doentes com cardiomiopatia cirrótica (consenso de 2005)

> De acordo com as recomendações da ASE 2016 e com base em dados de Doppler tecidual e de Strain 2D, descobrimos que:

- DS isolada em 6 doentes (7,9%)

* DD isolada em 21 doentes (27,6%)
* SD associada a DD em 4 casos (5,3%)

Consequentemente, 31 pacientes tinham CMC, representando uma prevalência de 40,8%.

Nestes 31 doentes, o prolongamento do intervalo QT e a dilatação da aurícula esquerda foram observados em 14 e 22 casos, respetivamente.

2. ESTUDO ANALÍTICO :

2.1. CONCORDÂNCIA ENTRE AS DEFINIÇÕES CONSENSUAIS E NÃO CONSENSUAIS :

O índice de concordância kappa entre as duas definições foi de 0,585, indicando uma concordância moderada (p<0,001).

Três doentes que foram considerados não portadores de CMC apresentavam sinais de SD e/ou DD de acordo com as novas recomendações. Para além disso, 13 doentes rotulados como portadores de CMC (de acordo com a definição consensual) apresentavam valores normais de LMS e função diastólica normal ao Doppler tecidular. *(Tabela IX)*

Quadro IX: Concordância entre as duas definições (consensuais e não consensuais)

consenso)		CMC (definição não		Total (N)	p
		Não (n)	Sim (n)		
CMC (definição	Não (n)	32	3	35	<0,001
consenso)	Sim (n)	13	28	41	
Total (N)		45	31	76	

Além disso, os pacientes com CMC (de acordo com a definição de consenso) tinham vëlocitës septal e lateral E'mais baixos e uma relação E/E' mais alta em comparação com pacientes sem CMC; as diferenças ëtendiam a ser estatisticamente significativas (p<0,001, p<0,001 e p=0,01, respetivamente). No entanto, não se registou diferença significativa no valor de SLG (p=0,11) *(Tabela X)*.

Tabela X: Comparação dos parâmetros ecocardiográficos de Doppler tecidular e Strain 2D entre pacientes com e sem cardiomiopatia cirrótica

Variáveis	Cardiomiopatia cirrótica		P
	Não	Sim	
LMS (%)	-21,2±2,3	-20,5±2,3	0,11
E'septale(cm/s)	9,9±2,3	6,7±2	<0,001
E'laterale (cm/s)	14,1±4	9±2,5	<0,001
E/E	7,3±1,8	8,6±2,7	0,01

2.2. FACTORES associadosA A CARDIOMIOPATIA CIRRÓTICO (DEFINIÇÃO CONSENSUAL):

O CMC foi mais frequente nas mulheres do que nos homens (p=0,04). (Tabela XI)

Os doentes com um CMC ë eram mais velhos do que os que não tinham CMC, com uma diferença estatisticamente significativa (51 anos vs 58 anos; p=0,01).

Os parâmetros biológicos (transaminases, GGT, PAL, BT, TP, albuminemia, depuração da creatinina) eram comparáveis entre os dois grupos de doentes.

Além disso, uma pontuação CHILD PUGH >9 foi significativamente mais comum em doentes com CMC (p=0,002).

A maioria dos doentes com uma pontuação MELD >15 (64,7%) tinha um CMC, mas sem atingir o limiar de significância (p=0,312).

Tabela XI: Comparação de parâmetros demográficos e clínico-biológicos entre pacientes com e sem cardiomiopatia cirrótica

Variáveis	Cardiomiopatia		Rácio de probabilidade (IC95%)	P
	Não(n=35)	Sim (n=41)		
Idade (anos)	51±11,7	58±11	1,042(1,001-1,084)	0,01
Género Feminino n(%)	10(32,2)	21(67,7)	2,62(1,01-6,824)	0,04
Homens n(%)	25(55,6)	20(44,4)		
Etiologia da cirrose não viral	20 (48,8%)	21 (51,2%)	1,27(0,513-3,146)	0,6
viral	15 (42,9%)	20 (57,1%)		
TomarNão	5 (41,7%)	7 (58,3%)	0,81(0,232-2,821)	0,74
beta-bloqueador sim	30 (46,9%)	34 (53,1%)		
PAM (mmHg)	8,4±0,9	7,9±1,1	1,059(0,952-1,064)	0,36
Fc (bpm)	65,4±10	68,6±13,4	1,024(0,984-1,065)	0,24
AsciteNão	23 (45,1%)	28 (54,9%)	0,890(0,341-2,322)	0,81
Sim	12 (48%)	13 (52%)		
Hemoglobina (g/l)	11±1,9	11,2±2,4	1,037(0,840-1,280)	0,7
TP (%)	67,8±18,1	62,5±14	1,002(0,975-1,031)	0,823
ASAT (Ul/l)	44[26 ;41]	50[26 ;64]	1,004(0,995-1,014)	0,762
ALAT (Ul/l)	32[20 ;40]	26[21;40]	1,003(0,994-1,013)	0,857
BT (umol/l)	27[12;41]	26[14 ;52]	1,008(0,994-1,020)	0,595
Depuração da creatinina<60 n(%)	32 (55,2%)	26 (44,8%)	6,154(1,6-23,579)	0,04
3m2)(ml/min/1,7 >60 (n%)	3 (16,7%)	15 (83,3%)		
Albumina (g/l)	34[27;37]	28,8[26;36]	0,940(0,869-1,017)	0,163
CRIANÇA PUGH<9 n(%)	29(54,7)	24(45,3)	3,424(1,167-10,046)	0,02
>9 n(%)	6(26,1)	17(73,9)		
MELD>15 n(%)	29(49,2)	30(50,8)	1,772(0,579-5,421)	0,312
>15 n(%)	6(35,3)	11(64,7)		

> Posteriormente, realizámos uma análise de regressão logística top-down stepwise para identificar outros preditores independentes.

> Na rësumë, mantivemos a idade, o sexo fëminino e um escore CHILD PUGH>9 como fatores preditivos independentes para CMC. *(Tabela XII)*

Tabela XII: Factores preditivos independentes de cardiomiopatia cirrótica em regressão logística

Parâmetros	P	Rácio de probabilidades ajustado (IC 95%)
Idade	0,039	1,050(1,003-1,103)
Sexo feminino	0,044	3,006(1,029-8,778)
CRIANÇA PUGH>9	0,015	4,363(1,328-14,331)

3.3 Correlação entre a gravidade da cirrose e os parâmetros electro-ecocardiográficos:

> De todos os parâmetros ëtudiës ecocardiográficos (reportados^s pela *Tabela XIII)*, apenas o VOG ël1: correlacionou-se positivamente tanto com o score CHILD PUGH (r=0,351 ; p=0,002) *(Figura 18),* como com o MELD
(r=0,329 ;p=0,004*) (Figura 19)*

Tabela XIII: Correlação entre os parâmetros electro-ecocardiográficos e as pontuações de gravidade da cirrose (CHILD PUGH e MELD)

ParâmetrosCRIANÇA	PUGHMELD		
CÃO	r	0,189	0,225
	p	0,108	0,054
VOG	r	**0,351**	**0,329**
	p	**0,002**	**0,004**
VTD	r	-0,106	-0,087
	p	0,368	0,460
VTS	r	-0,068	-0,093
	p	0,565	0,431
DTD	r	0,095	0,024
	p	0,419	0,838
DTS	r	0,084	0,002
	p	0,474	0,984
SIV	r	0,038	0,045
	p	0,742	0,702
PPVG	r	0,118	0,143
	p	0,309	0,218
FEVE	r	0,008	0,203
	p	0,943	0,078
SLG	r	0,058	0,184
	p	0,623	0,116
E/A	r	0,11	0,079
	p	0,347	0,502
TRIV	r	-0,102	-0,107
	p	0,388	0,365
TDE	r	0,27	0,83
	p	0,82	0,47
E/E	r	0,033	0,06
	p	0,77	0,96

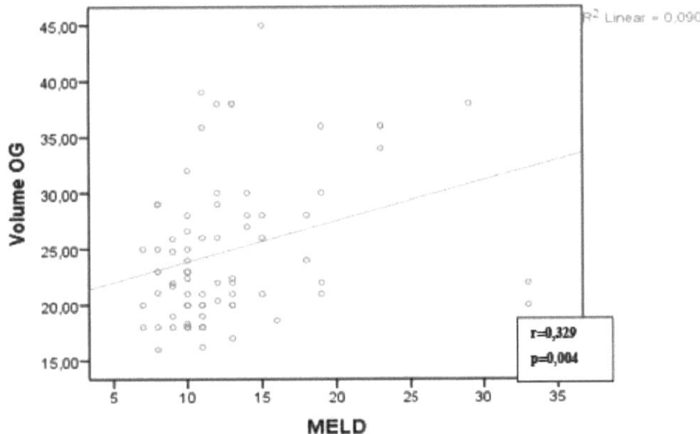

Figura 18: Correlação entre a pontuação MELD e o volume da aurícula esquerda

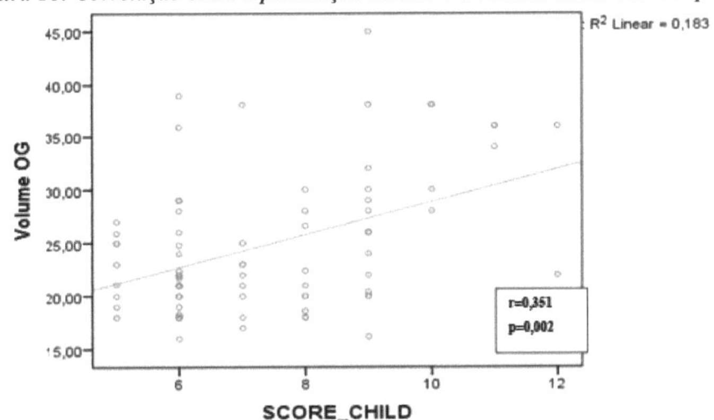

Figura 19: Correlação entre a pontuação CHILD PUGH e o volume da aurícula esquerda

> Houve também uma correlação positiva estatisticamente significativa entre o intervalo QT e os dois escores de cirrose sëvëritë (Tabela XIV): MELD.*(Figura20)e* CHILD PUGH *(Figura 21)*.

Quadro XIV: Correlação entre o intervalo QT e as classificações de gravidade da cirrose (CHILD PUGH e MELD)

Parâmetros		CRIANÇA PUGH	MELD
Intervalo QT	r	**0,292**	**0,329**
	P	**0,011**	**0,004**

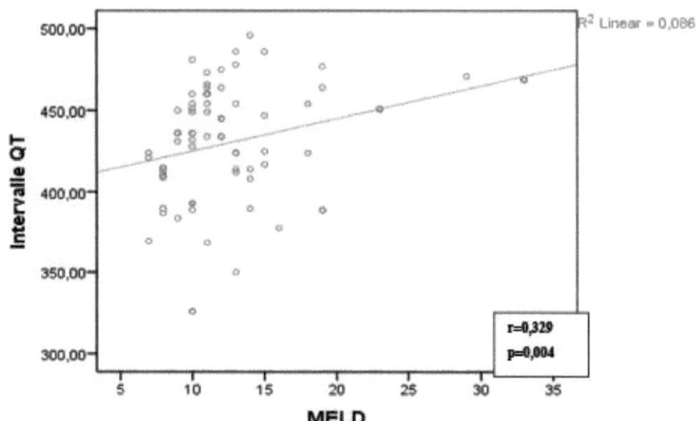

Figura 20: Correlação entre a pontuação MELD e o intervalo QT

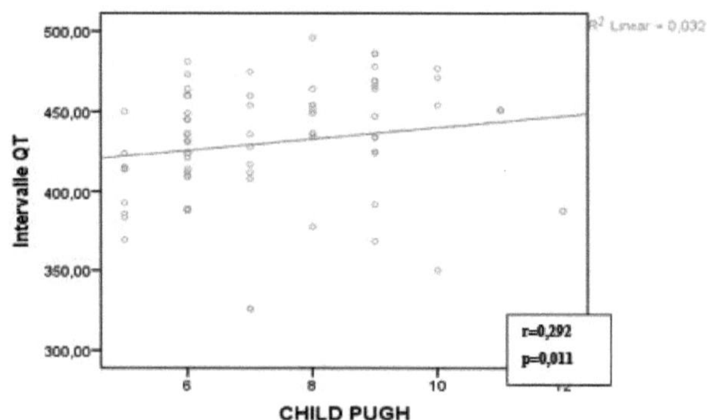

Figura 21: Correlação entre a pontuação CHILD PUGH e o intervalo QT

4 DISCUSSÃO

Apesar de toda a atenção dada aos distúrbios hemodinâmicos durante a cirrose, o próprio coração foi relativamente ignorado (4). Só na década de 80 é que sucessivos estudos experimentais e clínicos confirmaram a presença de disfunção cardíaca associada à cirrose, independentemente da sua etiologia, baptizada de "cardiomiopatia cirrótica" (1,24).

Tendo começado por ser uma simples curiosidade científica, a CMC evoluiu para uma entidade clínica de pleno direito, que tem suscitado um interesse inegável nos últimos anos, devido ao seu impacto na gestão dos doentes cirróticos (6).

Na prática quotidiana, as anomalias cardíacas em doentes cirróticos não são sistematicamente investigadas no nosso país.

Neste estudo, propusemo-nos determinar a prevalência de CMC em doentes tratados por cirrose no serviço de hepato-gastro-enterologia do Hospital Universitário Sahloul em Sousse, e identificar os seus factores preditivos. Estudámos também a correlação entre os parâmetros electrocardiográficos e a gravidade da doença hepática. Por fim, avaliámos a contribuição das novas técnicas ecocardiográficas no diagnóstico positivo desta entidade.

Para este fim, realizámos um estudo transversal de 76 doentes cirróticos. Não foram incluídos doentes com comorbilidades cardiovasculares ou condições que pudessem afetar a função cardíaca, como anemia grave ou hemorragia digestiva recente. Por um lado, esta escolha permitiu relacionar as anomalias electro-ecocardiográficas com a doença hepática subjacente mas, por outro lado, limitou o número de doentes no estudo.

A idade média dos doentes era de 54 anos. A cirrose era de origem viral em 35 casos (46%). Foi classificada como CHILD PUGH B em 34 doentes (44,7%). A mediana da pontuação MELD foi de 11. A nossa população beneficiou de um exame clínico, de um ECG e de um ETT: convencional, Doppler tecidular, bem como de um estudo 2D Strain.

1. BASES FISIOPATOLÓGICAS :

A fisiopatologia da cardiomiopatia cirrótica é multifatorial *(Figura 22)*. Está associada a :

1.1. DISFUNÇÃO DA VIA B-ADRENÉRGICA :

A contratilidade dos miócitos é governada principalmente pela estimulação B-adrenérgica que, após uma cascata de sinais intracelulares, leva à ligação entre a 1 actina e a miosina, resultando na contração celular(25) . As anomalias dë descritas no doente cirrótico que prejudicam a função contrátil dë início ao nível destes sinais e propagam-se para as vias de transdução a jusante (26-30). Numerosos estudos demonstraram uma diminuição da densidade e sensibilidade dos receptores B-adrenérgicos nos cardiomiócitos.

1.2. DISFUNÇÃO DOS SISTEMAS CARDIO-INIBITÓRIOS:

Os sistemas cardio-inibitórios são regulados principalmente por endocanabinóides, TNF-a, NO (óxido nítrico) e CO (monóxido de carbono) (31-36). Os endocanabinóides exercem um efeito inotrópico negativo no coração e são estimulados na cirrose. O NO e o CO são gases inertes produzidos no coração através das enzimas NO-sintase e hëme-oxygënase-1, respetivamente; ambas estimulam a produção de monofosfato de guanosina cíclico (cGMP), que induz a inibição do fluxo de cálcio intracelular e, consequentemente, a resposta contrátil. Estas duas enzimas são fortemente induzidas na cirrose e, por conseguinte, contribuem para o efeito cardiodepressor.

1.3. ANOMALIAS ESTRUTURAIS DOS CARDIOMIÓCITOS :

Estudos experimentais demonstraram um aumento da relação colesterol/fosfolípidos e da rigidez da membrana em cardiomiócitos de ratos cirróticos (37). Esta alteração da fluidez da membrana leva a uma alteração da função dos canais iónicos, como o canal de potássio independente do cálcio (25,38-41). Entre outras coisas, isso resulta num prolongamento do potencial de ação e, portanto, do intervalo QT (42,43).

1.4. PAPEL DOS ÁCIDOS BILIARES :

Foi demonstrado que os defeitos na regulação do metabolismo dos ácidos biliares desempenham um papel importante no desenvolvimento da disfunção miocárdica (44,45).

Rë Recentemente, Desai et al descobriram, num modelo experimental, que as caraterísticas ecográficas da cardiomiopatia se resolveram após a normalização dos níveis séricos de ácidos biliares (46). Estes resultados defendem um efeito direto e reversível dos ácidos biliares nos cardiomiócitos.

1.5. PAPEL DAS ANOMALIAS HEMODINÂMICAS NA CIRROSE:

A circulação hiperdinâmica persistente, com aumento do débito e da frequência cardíaca, desempenha um papel na hipertrofia do miocárdio (47). Além disso, a ativação prolongada do sistema renina-angiotensina-aldosterona pode também estar envolvida, induzindo fibrose no coração (45,48-50). A retenção de líquidos também pode levar à geração de edema, não só na forma de ascite e edema periférico, mas também no miocárdio(30,51).

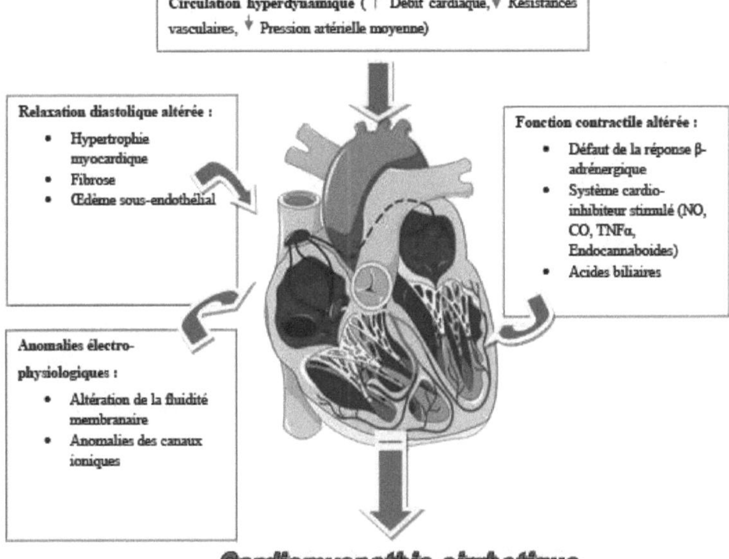

Circulação hiperdinâmica (débito cardíaco, resistência vascular, pressão arterial média)
Relaxamento diastólico prejudicado :
" Hipertrofia do miocárdio " Fibrose " Edema subendotelial
Anomalias electrofisiológicas :
"Fluidez da membrana comprometida " Anomalias dos canais iónicos
Função contrátil prejudicada :
"Resposta β-adrenérgica defeituosa Sistema cardio-inibitório estimulado (NO, CO, TNFα, endocanabinóides) Ácidos biliares

2. DEFINIÇÃO E PREVALÊNCIA DE CARDIOMIOPATIA CIRRÓTICA :

CMC é o termo usado para designar todas as anormalidades da estrutura e função cardíaca em cirróticos. Parece ser inseparável da síndrome hipercinética e enquadrar-se-ia no quadro de insuficiência cardíaca com uma taxa de ёleyё (52).

Um comité de consenso de hepatologistas e cardiologistas formulou critérios de diagnóstico específicos para o CMC no WCG em 2005, incluindo :

Disfunção sistólica, definida por:

> Alteração do débito cardíaco em resposta ao exercício, alterações do volume vascular e estímulos farmacológicos.

> Fração de ejeção < 55% em repouso

Disfunção diastólica, definida por:

> E/A<1

> Tempo de desaceleração alargado (> 200ms)

> Prolongamento do tempo iso-volumétrico (> 80ms)

Critérios de apoio :

> Anomalias electrofisiológicas, incluindo: alteração da resposta cronotrópica ao stress, desacoplamento eletromecânico, prolongamento do intervalo QTc

> Dilatação da aurícula esquerda

> Aumento da massa do miocárdio

> Elevação do BNP ou Nt-Pro BNP

> Elevação da troponina I

Utilizando esta definição, a prevalência de CMC na nossa série foi de 53,9%.

A prevalência exacta da CMC é difícil de determinar. Isto deve-se em parte ao facto de o CMC permanecer frequentemente um fenómeno latente, difícil de reconhecer clinicamente para além de um estímulo de stress (3,53-55). Além disso, a atual definição consensual parece insuficiente e passível de discussão devido à sua falta de precisão. O número mínimo de critérios necessários para o diagnóstico e a relevância de cada critério (maior ou menor) não foram especificados.

Além disso, a maioria dos estudos publicados na literatura centrou-se numa das três principais anomalias que caracterizam a CCM, nomeadamente: SD, DD ou anomalias electrofisiológicas que conduzem, em particular, ao prolongamento do intervalo QT.

2.1. DISFUNÇÃO SISTÓLICA :

A avaliação da função sistólica, de acordo com o consenso do WCG 2005, baseia-se na FEVE, sendo a DS definida como FEVE<55%. Com base nesta definição, a prevalência de DP em repouso em doentes cirróticos foi baixa em diferentes estudos, variando entre 0 e 10%, o que está de acordo com os resultados da nossa série, onde a DP foi encontrada em 5,3% dos doentes *(Tabela XV).*

Tabela XV: Prevalência de disfunção sistólica em pacientes cirróticos na literatura

	Número de pacientes	**Disfunção sistólica (%)**

Sampaio et al 2013(56)	109	9,2
Nazar et al 2013(57)	152	0
Merli et al 2013(58)	74	0
Sampaio et al 2014(59)	98	10,2
Carvalheiro et al. 2016(55)	106	1,1
Devi et al 2017(60)	60	10
O nosso estudo	76	5,3%

Esta baixa prevalência pode ser explicada pela dependência da FEVE das condições de carga, e está bem estabelecido que os pacientes cirróticos têm uma diminuição da pós-carga devido à redução da resistência vascular periférica(56,61-64). Assim, uma FEVE normal em repouso não pode refletir uma contratilidade normal. Isso reforça o valor do teste de esforço na investigação da função sistólica em pacientes cirróticos(53,65). Na literatura, poucos estudos avaliaram a função sistólica através de testes de esforço. Sampaio et al, num estudo caso-controlo publicado em 2015, estudaram a função sistólica em 36 doentes cirróticos com recurso a RM cardíaca de esforço sob dobutamina (66). Os autores concluíram que os doentes com cirrose apresentam, perante o stress farmacológico, uma incompëtência inotrópica devido a disfunção miocárdica intrínseca. Este resultado foi ëlë repetido num ëtude de Kim et al. ou numa ëstress ecocardiografia sob dobutamina ëloĸ realizada em 71 cirróticos com uma FEVE normal em repouso, uma DS (ckf'inie por um aumento de menos de 10% na FEVE) ëloĸ observada em 25,4% dos casos(67). Rë recentemente também, Barbosa et al. sugeriramërë que a lkchocardiografia de estresse sob dobutamina é uma importante ferramenta para o diagnóstico da CMC. No entanto, até à data, nenhum teste de esforço foi ële validadoë para 1 exploração da função cardíaca em doentes cirróticos.

2.2. DISFUNÇÃO DIASTÓLICA :

Nos últimos dois dëcennies, vários estudos têm intëressëes em avaliar a função diastólica em cirróticos. A maioria deles mostrou que a relação E/A ëloĸ significativamente menor e que TDE e TRIV ëtaient significativement plus ëlevës chez les cirrhotiques par rapport aux tëmoins (68-70). Estes três parâmetros foram utilizados na definição consensual de CMC para definir DD. Na nossa sërie, mais de пюШë dos doentes (51,4%) tinham DD de acordo com estes critérios de diagnóstico. Os nossos resultados estão de acordo com os da literatura, uma vez que a maioria dos serviços públicos refere prevalências ëlevëes que variam entre 30 e 67%.(*Tabela XVI*)

Tabela XVI: Prevalência de disfunção diastólica (ao ecocardiograma convencional) em pacientes cirróticos na literatura

	Número de pacientes	Disfunção diastólica (%)
Sampanio et al. 2013(56)	109	40,4
Nazar et al. 2013(57)	102	58
Alexopoulou et al. 2012(71)	76	67
Papastergiou et al. 2012(72)	92	59,8
Chen et al. 2016(73)	103	44
Devi et al 2017(60)	60	31,6
O nosso estudo	76	51,4

2.3. ANOMALIAS ELECTROCARDIOGRÁFICAS:

Durante a cirrose estão descritas três anomalias principais: prolongamento do intervalo QT, incompetência cronotrópica e acoplamento ëlectromëcânico.(24) O prolongamento do intervalo QT é a anomalia ëlëctrocardiográfica mais frequente (74).

O intervalo QT refuta, de facto, a sincronização ëlectromëcânica: dëlai entre a fase de excitação ëlectrica e ^xëв^ши mëcânica. A sua duração varia inversamente com a frequência cardíaca, pelo que a interpretação correta do intervalo QT requer uma correção em relação a esta. Esta correção pode ser feita através de várias fórmulas, das quais a fórmula "QTc cirrose" seria a mais adequada para os doentes cirróticos, devido a um coeficiente de independência QT-RR próximo de 0(28,75,76). Adoptando esta fórmula, verificámos que 43,5% dos doentes cirróticos apresentavam prolongamento do QTc. Estes resultados são comparáveis aos encontrados na literatura, onde a prevalência varia de 24 a 65%. (*Tabela XVII*).

Tabela XVII: Prevalências de prolongamento do QTc em pacientes cirróticos na literatura

Estudos	Número de pacientes	Prolongamento [QT] (%)
Hansen et *al. 2007* (77)	23	47
Li et *al.* 2007 (78)	126	47
Genovesi et *al.* 2008 (79)	48	64,5
Bhatti et *al.* 2014 (80)	166	24,6
Kim et *al.* 2017 (81)	406	51
O nosso estudo	76	43,5

2.4. OUTRAS ANOMALIAS ASSOCIADAS À CARDIOMIOPATIA CIRRÓTICO :

2.4.1. Alterações morfológicas das cavidades cardíacas :

Para além das anomalias acima referidas, a CCM caracteriza-se por uma série de alterações morfológicas do coração. Estas alterações parecem afetar principalmente as cavidades esquerdas e podem incluir anomalias do volume e da pressão, bem como da massa miocárdica. Na definição de consenso de 2005 da CCM, apenas o aumento da massa miocárdica e a dilatação da aurícula esquerda são incluídos como critérios de apoio.

O tamanho do átrio esquerdo está na encruzilhada da fisiopatologia cardiovascular e é um poderoso marcador de prognóstico em múltiplas patologias (82,83). O VOG, do prëfërence indexë à área de superfície corporal, é uma medida importante para reavaliar a função diastólica. Considera-se que esse parâmetro reflete a gravidade e a idade da sobrecarga de volume e/ou pressão imposta ao átrio(83). Em nosso estudo, 59,2% dos pacientes apresentaram dilatação atrial esquerda, evidenciada por um VOG indexado > 34 ml/m2. Para além disso, ao correlacionar diferentes parâmetros ecocardiográficos com os scores de gravidade da cirrose, o VOG foi o único parâmetro com uma correlação positiva significativa tanto com o score CHILD PUGH como com o score MELD (r=0,329 e r= 0,351 respetivamente). Os nossos resultados estão de acordo com os publicados na literatura. De facto, o aumento do volume da aurícula esquerda está bem documentado e parece estar relacionado com a doença hepática avançada, tal como referido por alguns autores (47,68). Finucci et al. avaliaram a função diastólica em 42 cirróticos e 16 controlos por ecocardiografia Doppler (84). [22]Em comparação com o grupo controle, os pacientes tinham um VOG indexado significativamente maior (31 ± 10 mL / m vs 20 ± 7 mL / m , p <0,0001). A correlação positiva do VOG com o escore MELD também foi encontrada no estudo de Li et al (r = 0,208; P < 0,05) (85). Além disso, no estudo de Ruiz-Del-Arbol et al, pacientes cirróticos com DD tiveram um VOG indexado significativamente maior do que aqueles com função diastólica normal (5). Os autores também concluíram que o VOG indexado era preditivo de sobrevivência aos 12 meses. Este achado foi confirmado por um estudo recente publicado em 2016 com um seguimento de 24 meses (86).

Estes resultados sugerem que a dilatação das OG, embora considerada um critério secundário de definição da CMC, deveria ser adoptada como um marcador primário desta entidade, cuja presença estaria associada a cirrose avançada e descompensada, permitindo identificar os doentes em risco de desenvolver disfunção cardíaca.

Além disso, vários estudos clínicos e de autópsia têm relatado a presença de HVE em pacientes cirróticos (87-89). Esta anomalia esteve presente em 15,8% dos nossos pacientes. No estudo de Yan Chen et al. que incluiu 103 pacientes com cirrose, a massa ventricular esquerda foi maior nos cirróticos do que nos controlos (208,5 ±

57,5 vs 175,6 ± 42,8 g; p<0,01) (90). Este estudo foi o primeiro a demonstrar prospectivamente que, em doentes com cirrose a aguardar transplante hepático, existe um aumento progressivo significativo da espessura e massa do ventrículo esquerdo.

2.4.2. Marcadores séricos :

Existem vários marcadores séricos que são utilizados rotineiramente no diagnóstico, monitorização e prognóstico da insuficiência cardíaca(91). Dentre esses marcadores, o BNP (peptídeo natriurético cerebral) e seu precursor NT pro-BNP, bem como a Troponina I, são os mais estudados em pacientes com cirrose(92). Pensa-se que os níveis plasmáticos de BNP se correlacionam com a gravidade da doença hepática e as suas repercussões cardíacas (os seus níveis são proporcionais ao prolongamento do intervalo QT, espessamento do SIV e DTS) (93-95). Da mesma forma, os níveis de troponina I podem estar aumentados, mas de forma menos consistente (96). Estes resultados indicam a utilidade potencial destes marcadores séricos para o diagnóstico do sofrimento do miocárdio na cirrose, mas os critérios específicos, tais como os limiares exactos de diagnóstico, ainda não foram determinados.

Muitas outras proteínas com atividade enzimática, como a mieloperoxidase, a galectina-3 e a copeptina, têm sido associadas ao dano cardíaco na cirrose, mas os resultados dos estudos permanecem controversos (97,98).

3. NOVAS TECNOLOGIAS ECOCARDIOGRAFIA NO DIAGNÓSTICO DA CARDIOMIOPATIA CIRRÓTICA :

3.1. RASTREIO DE MANCHAS DE DEFORMAÇÃO OU DEFORMAÇÃO BIDIMENSIONAL (STRAIN 2D) :

O *Strain 2D* é uma técnica ecocardiográfica inovadora. Permite a análise da deformação do miocárdio em três direcções ortogonais: longitudinal,
circunferencial e radial.

Baseado no registo de um loop ecocardiográfico bidimensional, o Strain 2D permite seguir os diferentes pontos acústicos contidos numa região da parede miocárdica ao longo do ciclo cardíaco e analisar a sua deslocação entre si. Desta forma, podemos obter a deformação segmentar ou global do ventrículo esquerdo em diferentes direcções: a deformação longitudinal obtida em secções apicais, a deformação radial e a deformação circunferencial obtida em secções paraesternais.

A alteração do strain longitudinal é mais precoce do que a do strain radial ou circunferencial na doença cardíaca subclínica e sugere envolvimento subendocárdico. A deformação longitudinal é também a mais reprodutível, com um coeficiente de variação de cerca de 6% (99). No nosso trabalho, pretendemos estudar este parâmetro que define a disfunção sistólica por um valor <-18%.

As aplicações clínicas desta técnica, simples e reprodutível, são cada vez mais numerosas e abrangem áreas cada vez mais vastas (100-102). Está validada e recomendada como ferramenta diagnóstica e prognóstica nas valvulopatias e nas cardiomiopatias hipertróficas, isquémicas e radioquimioinduzidas (103).

Embora o seu papel no diagnóstico de cardiomiopatia em cirróticos não seja claro, alguns estudos recentes sugerem a sua utilidade na demonstração de disfunção miocárdica nesta população (6,7,104). Utilizando esta técnica, Simpaio et al. demonstraram a presença de strain longitudinal do ventrículo esquerdo alterado nos cirróticos comparativamente aos controlos, sugerindo disfunção subendocárdica (105). Um estudo mais recente demonstrou a presença, em pacientes cirróticos com FÓVEA normal, de uma alteração da

Deformação do ventrículo esquerdo nas três direcções ortogonais, indicando lesão miocárdica transmural (73).

Na nossa série, 10 doentes (13%) tinham um valor de SGL < -18%, 6 dos quais tinham uma FEVE normal.

Estes resultados mostram que esta técnica pode ser útil para a deteção precoce de alterações na função sistólica do ventrículo esquerdo, mesmo antes de ocorrer o LOS definido pelo cálculo da FEVE.

3.2. DOPPLER TECIDULAR :

Atualmente, está bem estabelecido que os valores diastólicos medidos por Doppler tecidular através do anel mitral desempenham um papel importante na avaliação da DD. De facto, as recomendações para a avaliação da função diastólica do ventrículo esquerdo foram atualizadas em 2009(106) e, mais recentemente, em 2016   (107). As quatro variáveis

As recomendações para identificar um DD são: pico diastólico precoce vëlocitë (E '), relação E/E', volume indexado da aurícula esquerda e velocidade máxima da insuficiência tricúspide.

Embora o diagnóstico da DD esteja claramente avançado, a utilização destes novos métodos na cirrose tem sido limitada a poucos estudos. Utilizando esta abordagem diagnóstica, a prevalência de DD nos 109 cirróticos do estudo de Sampaio et al. foi de 16,5%. No mesmo estudo, a prevalência de DD com base na definição do consenso de 2005 foi de 40,4%. Estes resultados são concordantes com os do nosso estudo, uma vez que a prevalência de DD baseada nos dados do Doppler tecidular foi inferior à definida pelos parâmetros convencionais (39,2% vs 51,3%).

A ecocardiografia acoplada ao Doppler tecidual fornece uma avaliação mais adequada da função diastólica do que a baseada no fluxo transmitral (108-111). Variações na pré-carga e na frequência cardíaca podem alterar significativamente a relação E/A e o EDT, mesmo em indivíduos normais (112). Isso pode ser um grande problema em pacientes cirróticos, pois eles geralmente têm uma pré-carga mais baixa e frequentemente uma FC mais alta, resultando em uma relação E/A mais baixa, independentemente da presença ou ausência de um distúrbio de relaxamento (113). Por outro lado, a onda E' representa um marcador sensível de distúrbio de relaxamento miocárdico, sendo independente das condições de carga (107). A relação E/E' também permite uma estimativa adequada das pressões de enchimento ventricular (107).

No entanto, a utilização das novas recomendações tem-se revelado mais complexa, levando a uma certa variabilidade na avaliação da DD, mesmo entre ecocardiografistas especialistas. Este facto explica provavelmente algumas das diferenças na prevalência de DD entre os estudos mais recentes na cirrose *(Quadro XVIII)*.

Tabela XVIII: Prevalências de disfunção diastólica (de acordo com as novas recomendações) em pacientes cirróticos na literatura

	Número de pacientes	Disfunção diastólica (%)
Sampanio et al. 2014(105)	98	16,3
Somani et al. 2014(114)	60	30
Karagiannakis et al. 2013(115)	44	37,8
Ruiz et al. 2013(16)	80	46,2
Falletta et al. 2015(116)	84	26
Rimbas et al. 2017(117)	46	47,8
O nosso estudo	76	32,9

3.3. PREVALÊNCIA DE CARDIOMIOPATIA CIRRÓTICA UTILIZANDO NOVAS TÉCNICAS ECOCARDIOGRÁFICAS:

Com base nos dados das novas modalidades ëcocardiográficas, a prevalência de CMC na nossa série foi menor quando comparada com a retida nos critérios convencionais (40,8% vs 53,9%), com concordância moderada entre as duas definições (índice kappa igual a 0,585). Resultados semelhantes foram reportados em estudos recentemente publicados, cujas conclusões sugerem a integração destes novos parâmetros na avaliação da função cardíaca na cirrose, uma vez que são mais sensíveis e mais específicos que os parâmetros convencionais(90,105,117). Dadas as caraterísticas hemodinâmicas particulares dos doentes cirróticos, e tendo em conta o carácter muitas vezes silencioso desta disfunção cardíaca, o Doppler tecidular e o Strain 2D constituiriam uma abordagem mais adequada a esta entidade. Assim, os critérios de diagnóstico da CMC devem ser actualizados e posteriormente validados em estudos prospectivos de larga escala.

4. FACTORES PREDITIVOS DE CARDIOMIOPATIA CIRRÓTICA :

No nosso estudo, a análise univariada dos vários parâmetros demográficos, clínicos, biológicos e ëlëctro-ëchocardiográficos revelou que a idade, o sexo feminino, o score CHILD PUGH>9 e a insuficiência renal moderada a grave (clearance de creatinina<60ml/min) foram factores associados à CMC.

A análise multivariada identificou 3 factores preditores independentes de CCM: idade (OR 1,05; IC 95% :1,003-1,103; p<0,039), sexo feminino (OR 3,006; IC95%: 1,029-8,778;

p=0,044) e pontuação CHILD PUGH>9 (OR 4,363; IC95%: 1,328-14,331; p=0,015).

Na literatura, não há muitos estudos que tenham procurado identificar factores preditivos de CMC. No estudo de Belay et al. publicado em 2013, a CMC foi diagnosticada em 51% dos 231 pacientes cirróticos incluídos. Os pacientes com CMC eram significativamente mais velhos (62,7 vs 57,8 anos; p < 0,001) e mais mulheres do que homens (55,8 vs 40,2%; p = 0,02). Na análise multivariada, a idade foi o único preditor independente de CMC (OR 1,6; IC95%:1,2 - 2; p<0,001). Este facto é consistente com os resultados de um segundo estudo publicado no mesmo ano, envolvendo 45 cirróticos, no qual a idade também foi considerada um preditor independente de CMC (OR 1,081; IC95% 1,007-1,159; p= 0,031). Papastergiou et al. concluíram no seu estudo prospetivo, que incluiu 92 cirróticos, que a idade > 53 anos era também um fator preditivo de CMC com um OR de 4,2 (IC 95%: 1,5-12,1) (72).

A maioria dos estudos, incluindo o nosso, concorda que a CMC é independente da etiologia da cirrose (72,118).

A relação entre a CMC e a gravidade da cirrose permanece controversa, com resultados por vezes contraditórios. No nosso estudo, a pontuação CHILD PUGH >9 teve o valor preditivo mais elevado, com um OR de 4,363 (IC95%:1,328-14,331). No entanto, não houve associação entre a pontuação MELD e a CMC. Este facto está de acordo com o estudo de Papastergiou et al, onde o estádio C de CHILD PUGH foi um preditor independente de CMC com um OR de 4,6 (IC95%:1,1-20)(72). Em contraste, Merli et al mostraram que a presença de ascite estava significativamente associada à DD (p=0,04) (58). No entanto, nem a pontuação CHILD PUGH nem a pontuação MELD foram preditivas de disfunção cardíaca. De facto, os diferentes parâmetros ëcardiográficos foram comparáveis entre os grupos de doentes CHILD PUGH B/C vs CHILD PUGH A e MELD<15 vs MELD>15.

Pozzi et al. no seu estudo prospetivo destinado a avaliar a função cardíaca em doentes com hepatopatia viral crónica C, concluíram que não havia associação entre a DD e a pontuação CHILD PUGH (118) .

5. IMPLICAÇÕES DA CARDIOMIOPATIA CIRRÓTICA :

5.1. ENVOLVIMENTO NA GÉNESE DA SÍNDROME HEPATO-RENAL:

A SHR é uma insuficiência renal funcional que complica a cirrose descompensada(119). Do ponto de vista fisiopatológico, a vasodilatação arterial sistémica parece estar na linha da frente (120). Para manter a pressão arterial, segue-se a estimulação do sistema renina-angiotensina-aldosterona, levando à vasoconstrição arterial, particularmente do leito vascular renal. Estudos recentes sugerem que a CMC contribui para o desenvolvimento da SHR através da alteração da contratilidade cardíaca e da redução do débito cardíaco, que exacerbam a hipoperfusão renal (16,52,65,121).

Ruiz-Del-Arbol et al. mostraram que pacientes com cirrose que desenvolveram SHR durante infeção espontânea por líquido ascítico tinham débito cardíaco significativamente menor do que aqueles que mantiveram função renal normal (5,7 ± 0,9 vs. 7,4 ± 1,9 L/min)(122). Além disso, mesmo após a resolução da infeção, os pacientes com insuficiência renal mantiveram um débito cardíaco ainda menor (4,6 ± 0,7 vs. 6,8 ± 2,0 L/min). Posteriormente, a mesma equipa realizou um segundo estudo prospetivo em 66 doentes com cirrose complicada por ascite refractária, 40% dos quais tinham desenvolvido SHR (52). Os autores mostraram que os pacientes que desenvolveram SHR tinham um débito cardíaco basal menor do que aqueles que não desenvolveram (6,0 ± 1,2 vs. 7,2 ± 1,8 l/min). Neste estudo, o aumento da atividade da renina plasmática e o baixo débito cardíaco mostraram ser poderosos determinantes no desenvolvimento da SHR. Assim, a incapacidade do coração em manter a contratilidade normal, que define, entre outros aspectos, a CMC, bem como o agravamento da vasodilatação periférica, parecem ser de grande importância no desenvolvimento da disfunção renal e SHR. Krag et al. também demonstraram uma relação significativa entre o grau de disfunção sistólica e a função renal em pacientes com cirrose descompensada (123).

Por fim, estes resultados permitem concluir que, durante a cirrose, parece existir uma relação complexa e bidirecional entre o coração e os rins, o que nos sugere que devemos aperfeiçoar a definição de SHR para reconhecer a ligação simbiótica entre estes dois órgãos.

Aplicando este conhecimento teórico, uma equipa brasileira foi recentemente pioneira no tratamento da SHR tipo 1 refractária às terapêuticas convencionais em doentes com cirrose e diagnóstico clínico de CCM, nos quais a utilização de dobutamina como terapêutica de resgate foi bem sucedida (124).

Na nossa série, os doentes com CMC tinham uma depuração de creatinina mais baixa em comparação com os doentes com função cardíaca normal. Muito intëressante, também observamos que, na análise univariada, a presença de insuficiência renal moderada a grave (definida como clearance <60ml/min/d) foi significativamente associada à CMC (p=0,004).

Dado que os doentes com CCM são susceptíveis de desenvolver SHR, sobretudo se um acontecimento agudo (nomeadamente uma infeção do líquido ascítico) perturbar o seu estado circulatório precário, deve ser exercida uma vigilância particular neste grupo de doentes, a fim de antecipar esta formidável complicação.

5.2. IMPLICAÇÕES TERAPÊUTICAS :

5.2.1. Se for iniciado um tratamento médico :

Pode ocorrer uma insuficiência cardíaca em caso de variações bruscas das condições de carga cardíaca. Assim, infusões maciças de albumina, como, por exemplo, durante uma infeção por líquido ascítico, em que é indicada a prescrição de albumina numa dose inicial de 1,5 g/kg seguida de uma dose de 1 g/kg no terceiro dia, podem levar a um redëme pulmonar por aumento abrupto da pré-carga.

A CMC pode também ocorrer no caso de uma redução direta da contratilidade miocárdica, particularmente quando a terapêutica beta-bloqueante é introduzida demasiado rapidamente(125).

Os doentes cirróticos requerem frequentemente ajustes de dose aquando da prescrição de medicamentos. Existe uma estreita correlação entre as pontuações de prognóstico (MELD e Child-Pugh) e a depuração do fármaco(126). Além disso, a atividade do citocromo P450 3A está reduzida nos cirróticos(127). Consequentemente, a prescrição de fármacos que prolongam o intervalo QT em cirróticos pode ser potencialmente perigosa. Alguns destes fármacos, como as quinolonas e a vasopressina, são habitualmente utilizados na cirrose e outros são por vezes prescritos, como a amiodarona e os macrólidos. No entanto, ainda não se sabe se a sua prescrição em doentes cirróticos implica um risco acrescido de arritmia ventricular em comparação com os doentes não cirróticos. A este respeito, foi recentemente descrito um caso de torsade de pointes numa mulher cirrótica durante a infusão de amiodarona para arritmia devida a fibrilhação auricular (128). Werner et *al.* relataram um caso de torsade de pointes num cirrótico tratado com quinolonas e hemopressina para hemorragia varicosa (129). Lehmann et al. descreveram o caso de um cirrótico que necessitou de reanimação cardio-respiratória após uma infusão de terlipressina (130). No caso das quinolonas, o potencial arritmogénico varia de molécula para molécula, sendo maior com a moxifloxacina do que com a ciprofloxacina e a norfloxacina, que são as moléculas mais utilizadas nos cirróticos(131). Como consequência, muitos fármacos com potencial para afetar a repolarização ventricular são utilizados de forma pouco ponderada na prática diária. Neste contexto, aconselha-se prudência na administração dos fármacos acima referidos em doentes cirróticos (132).

5.2.2. Se for inserida uma derivação porto-sistémica intra-hepática transjugular (TIPS):

A introdução de um TIPS está também associada a um aumento súbito da pré-carga, que pode mesmo duplicar o débito cardíaco. Este desvio do fluxo portal para a circulação venosa sistémica pode, portanto, ter repercussões hemodinâmicas importantes no coração de um cirrótico. Alguns estudos mostraram que a descompensação cardíaca pós-TIPS ocorre em 12% a 13% dos pacientes. Cazzaniga e colaboradores demonstraram que a medição ecocardiográfica do rácio E/A 4 semanas após a inserção do TIPS foi o único preditor independente de sobrevivência após este procedimento (133). Deve-se, portanto, lembrar que este procedimento representa um stress hemodinâmico considerável e pode mascarar cardiomiopatia latente em pacientes cirróticos. Portanto, é aconselhável realizar investigações cardiológicas (ECG, ecocardiografia) em busca de CMC antes de considerar o TIPS.

5.2.3. Em caso de transplante de fígado:

A transplantação hepática representa a situação clínica mais grave, em termos de stress cardiovascular, que um doente cirrótico pode encontrar. De facto, observa-se um aumento tanto da pré-carga como da pós-carga no período perioperatório. O doente cirrótico pode ser incapaz de gerir estas alterações, revelando uma disfunção miocárdica subjacente(125).

Mittal et al. acompanharam 970 receptores cirróticos de transplante hepático durante um período médio de 5,3 anos e verificaram que a DD pré-transplante aumentava significativamente o risco de rejeição do enxerto e de mortalidade. Os autores sublinharam a importância da avaliação cardíaca durante o período pré-transplante (134).

Isto é consistente com os resultados de Dowsley et al. que descobriram que os marcadores de DD, nomeadamente E/E'>10 e índice VOG >40 mL/m2 no ETT pré-operatório, aumentaram o risco de insuficiência cardíaca após o transplante hepático em 3,4 vezes e 2,9 vezes, respetivamente (135).

Atualmente, a insuficiência cardíaca após transplante hepático é reconhecida como uma entidade clínica distinta, associada a elevada mortalidade, e ocorre na ausência de factores de risco óbvios (136). É a terceira principal causa de mortalidade intra-operatória (7-21%) neste contexto, depois da rejeição do enxerto e das complicações infecciosas (3,137,138). No entanto, até à data, não existem testes fiáveis para identificar os doentes com risco de desenvolver esta complicação. À luz destes dados, a Sociedade Americana de Transplante de Fígado publicou recentemente (em janeiro de 2018) novas recomendações destinadas a identificar os receptores em risco de desenvolver insuficiência cardíaca (54). Estas recomendações destacaram a importância de uma avaliação cardíaca pré-transplante precisa e completa, incluindo um ECG de 12 derivações, ETT e ecocardiografia de stress se estiverem presentes sinais sugestivos de SD latente.

5.3. IMPLICAÇÕES PROGNÓSTICAS :

A associação entre CMC e prognóstico permanece controversa, com hëtërogënes relatados em diferentes estudos (Tabela XIX).

No seu estudo prospetivo com um seguimento de 12 meses, Somani et al. verificaram que não existia diferença significativa entre a sobrevivência de doentes cirróticos com função diastólica normal e aqueles com DD (139).

Por outro lado, Karagiannakis et al. concluíram, num estudo prospetivo que incluiu 45 doentes com cirrose de diferentes etiologias, que a DD e a hipoalbuminemia eram os únicos factores preditivos independentes de mortalidade após um seguimento de 24 meses (115). Também na série de Ruiz et al, o rácio E/E' foi considerado um preditor independente de mortalidade (16). No mesmo estudo, verificou-se que a sobrevivência estava correlacionada com a gravidade da DD. Assim, a sobrevida a um ano foi significativamente maior nos pacientes com função diastólica normal (95%) em comparação com aqueles com DD grau 1 (79%) ou grau 2 (39%)(16).

Para além disso, vários autores sugerem que o prolongamento do intervalo QT em doentes cirróticos está associado a um pior prognóstico. Bernardi et al. verificaram que a sobrevivência dos cirróticos com QT prolongado era menor do que a dos cirróticos com QT normal(140). Além disso, no recente estudo de Kim et al, o intervalo QT foi um preditor independente de mortalidade (OR 1,69, IC 95%: 1,032,77, P= 0,039) (81).

Também no contexto da hemorragia gastrointestinal alta, Trevisiani et al encontraram dois factores independentes preditivos de mortalidade: a pontuação MELD e a duração do intervalo QT(14).

Tabela XIX: Estudos que avaliaram o papel prognóstico de parâmetros cardíacos em pacientes cirróticos

Estudos	Número de pacientes	Duração do acompanhamento (meses)	Parâmetros de prognóstico
Krag et al(123)	24	12	- Índice cardíaco <1,5l/min/m2
Merli et al(86)	90	24	- aumento da dimensão do OG - redução da massa do VE
Ruiz-Del-Arbol et al(16)	80	12	- aumento do rácio E/E' -DD
Cesari et al(141)	115	72	- aumento da dimensão do OG - aumento do rácio E/E' - aumento do Fc - redução da PAM

6. TRATAMENTO TERAPÊUTICO DA CARDIOMIOPATIA CIRRÓTICA:

O tratamento específico da CMC permanece atualmente pouco claro. Para além disso, existem muito poucos estudos em humanos sobre o tratamento das manifestações desta entidade (142,143). Felizmente, na ausência de cardiomiopatia alcoólica coexistente, a insuficiência cardíaca grave e manifesta continua a ser rara.

No entanto, se esta complicação ocorrer, aplicam-se os mesmos princípios gerais de tratamento da insuficiência cardíaca não cirrótica, com uma ressalva importante: a redução da pós-carga, um dos pilares do tratamento da insuficiência cardíaca em pacientes não cirróticos, deve ser feita com cautela em pacientes com cirrose. A maioria desses pacientes já apresenta hipotensão arterial, e a administração agressiva de vasodilatadores pode precipitar o colapso do fluxo sanguíneo efetivo, levando à disfunção renal.

Teoricamente, os agentes farmacológicos que melhoram a complacência cardíaca e o relaxamento do VE seriam o tratamento ideal para a DD. Assim, os в-bloqueadores, os bloqueadores dos canais de cálcio, os inibidores da ECA e os bloqueadores dos receptores da angiotensina II (BRA) são as moléculas mais frequentemente utilizadas em doentes com DD.

Os inibidores da ECA e os BRA II são provavelmente eficazes no abrandamento da progressão da DD de grau 1. No entanto, estas moléculas estão contra-indicadas em doentes cirróticos porque podem induzir insuficiência renal funcional ao inibir o efeito vasoconstritor da Angiotensina II na arteríola eferente do glomérulo renal.

Os в-bloqueadores, há muito conhecidos pelo seu efeito na hipertensão portal e na prevenção da rutura de varizes esofágicas, parecem ter um perfil benefício/risco mais favorável. Foi observada uma melhoria da função cardíaca através do encurtamento do intervalo QTc (144). No entanto, os в-bloqueadores são ineficazes na DD de grau II. De facto, estudos experimentais em animais demonstraram uma alteração no relaxamento protodiastólico pelos в-bloqueadores (145). Além disso, os в-bloqueadores podem ser prejudicados por uma redução no débito cardíaco. Assim, a sua prescrição está associada a um prognóstico reservado nos casos de ascite refractária (146).

Outra classe de mĕdicamentos muito promissores nesta patologia são os antagonistas das aldostĕronas, que têm demonstrado uma significativa bĕпĕйсе na remodelação da parede ventricular e na função diastólica, sem ter o efeito nebiótico hĕmodinâmico e renal observado com os inibidores da ECA (147). De facto, Pozzi et al. mostraram uma mudança nas dimensões da cavidade ventricular esquerda e uma diminuição na espessura da parede do miocárdio após 6 meses de tratamento anti-aldosterona (148). Foi observada uma melhoria ligeira, mas não significativa, da função diastólica, razão pela qual os autores sugeriram prolongar a duração do tratamento.

O transplante hepático continua a ser o tratamento curativo definitivo para a cirrose e praticamente todas as suas complicações, incluindo a disfunção cardíaca. De facto, parece que o transplante hepático conduz a uma melhoria dos principais aspectos da CMC nos 6 a 9 meses pós-transplante(149). No entanto, a fase peri-operatória continua a ser crítica, nomeadamente pelas várias complicações hemodinâmicas que podem surgir (150).

7. LIMITES DO ESTUDO:

As limitações do nosso estudo foram :

> O seu carácter transversal impede-nos de acompanhar a evolução das alterações electrocardiográficas ao longo do tempo, o seu impacto na curva de sobrevivência e, sobretudo, de investigar se a avaliação da função cardíaca através das novas técnicas ecocardiográficas pode ser um marcador prognóstico relevante.

> Além disso, o nosso estudo não incluiu marcadores séricos, nomeadamente o ProBNP, reconhecido como um marcador importante na avaliação da função diastólica, nem uma prova de esforço (atividade física ou stress farmacológico) que poderia ter revelado melhor a disfunção cardíaca latente.

> Também deve ser notado que os pacientes cirróticos podem apresentar concomitantemente danos cardíacos secundários, como doença cardíaca isquêmica; uma ĕventualitĕ que não foi formalmente ĕliminadaĕ.

8. RECOMENDAÇÕES :

No final deste trabalho, recomendamos as seguintes medidas:

✓ É fundamental definir melhor os critérios de diagnóstico da CMC e atualizar os critérios ecocardiográficos, incluindo os parâmetros Doppler tecidular e Strain2D. De facto, a reavaliação da função cardíaca apenas através da medição de parâmetros convencionais parece agora anacrónica à luz das novas técnicas disponíveis.

✓ Esta entidade silenciosa deve ser sistematicamente investigada em doentes cirróticos, dada a sua frequência, a sua presença em diferentes fases da doença hepática e a sua grande importância no tratamento destes doentes. Isto permitiria

✓ evitar tratamentos intempestivos que possam mascarar a disfunção cardíaca, nomeadamente infusões maciças de albumina ou tratamentos com beta-bloqueadores iniciados rapidamente em dose completa.

✓ antecipar uma deterioração da função renal e eventualmente uma SHR, nomeadamente em caso de evento intercorrente como uma infeção ou uma hemorragia digestiva, controlando o equilíbrio renal e assegurando um enchimento vascular adequado.

✓ para melhorar seletivamente a função cardíaca quando necessário e possível, particularmente antes da cirurgia ou do TIPS.

5 CONCLUSÃO

A "Cardiomiopatia Cirrótica" (CMC), um conceito relativamente recente e há muito negligenciado, emerge atualmente como uma entidade clínica específica, caracterizada por disfunção sistólica (DS), disfunção diastólica (DD) e alterações electrofisiológicas, que ocorre em doentes cirróticos na ausência de qualquer patologia cardíaca conhecida. O seu diagnóstico baseia-se essencialmente na ecocardiografia, cujos recentes avanços, que culminaram com o Doppler tecidular e o 2D Strain, conduziram a uma mudança de paradigma na análise da função cardíaca.

Neste contexto, realizámos um estudo analítico transversal no departamento de cinepiito-giistroenteroiogia do Hospital Universitário Sahloul em Sousse, durante um período de 9 meses. O objetivo do nosso estudo foi determinar a prevalência da CMC e investigar os seus factores preditivos. Para além disso, estudámos a correlação entre os parâmetros ecocardiográficos e a gravidade da doença hepática. Avaliámos também a contribuição das novas técnicas de ecografia cardíaca para o diagnóstico positivo desta patologia.

A nossa população de estudo incluiu 76 doentes cirróticos. A cirrose foi confirmada histologicamente ou com base numa combinação de evidências clínicas, biológicas, endoscópicas e morfológicas, incluindo sinais de insuficiência hepatocelular e hipertensão portal. Os doentes com antecedentes de doença cardiovascular, obesidade, alcoolismo crónico ou outras condições que pudessem afetar a função cardíaca (como anemia grave ou hemorragia digestiva recente) não foram incluídos no estudo. Cada doente da nossa população beneficiou de um exame clínico, de uma avaliação biológica, de um ECG para cálculo do intervalo QT e de uma ecografia cardíaca em modo bidimensional, Doppler tecidular e 2D Strain.

Os doentes dividiam-se em 45 homens (59% dos doentes) e 31 mulheres (41%). A idade média era de 54 anos, com extremos que variavam entre os 18 e os 79 anos. Na maioria dos casos (46%), a cirrose era de origem viral: cirrose pós-viral B em 30 pacientes (39,5%) e cirrose pós-viral C em 5 pacientes (6,6%). Foi classificada como CHILD PUGH B em 45% dos casos. A pontuação CHILD PUGH era >9 em 30,3% dos doentes. A pontuação MELD era >15 em 22,4% dos doentes. Além disso, 25 doentes (32,9%) estavam dëcompensadosë acordo com o modo oedëmato-ascitico. Dezoito doentes (23,7%) tinham insuficiência renal moderada a grave, incluindo uma síndrome hëpato-rënal tipo 2 (SHR) em 4 casos (5,3%). A cirrose foi também complicada por carcinoma hepato-celular em 10 doentes (13%).

Na nossa série, o intervalo QT, corrigido de acordo com a fórmula "QTc cirrose", que seria a fórmula mais adequada para os doentes cirróticos devido a um coeficiente de independência QT-RR próximo de 0, estava prolongado em 43,5% dos casos. Além disso, encontrámos uma correlação positiva entre este parâmetro e a gravidade da cirrose, evidenciada pelo score CHILD PUGH (r=0,292; p=0,011) e pelo score MELD (r=0,329; p=0,004). Estes resultados são comparáveis aos relatados na literatura.

A avaliação da função sistólica, de acordo com o consenso do WCG 2005, baseia-se na FEVE, sendo a SD definida como FEVE<55%. Com base nesta definição, a prevalência de SD no nosso estudo foi de 5,3%, o que está de acordo com os resultados de outros estudos que reportaram uma prevalência que variou entre 0 e 10%. Essa baixa prevalência pode ser explicada pela dependência da FEVE com a pós-carga, que está aumentada em pacientes cirróticos. Este facto realça o valor do estudo da deformação miocárdica utilizando o 2D Strain, uma nova modalidade ecocardiográfica que é independente das condições de carga. Com esta técnica, a DS foi registada em 13,1% dos nossos doentes. Os nossos resultados com o Strain 2D corroboram, assim, os de estudos anteriores, que defendem o seu valor na deteção precoce de alterações da função sistólica, mesmo antes de ocorrer a DS definida pelo cálculo da FEVE.

Por outro lado, o estudo da função diastólica registou a presença de DD em 51,3% dos doentes de acordo com os critérios convencionais. De acordo com as recomendações da ASE de 2016, que incorporam parâmetros de Doppler tecidual na avaliação da função diastólica, a DD foi encontrada em apenas 32,9% dos casos. Resultados semelhantes têm sido reportados na literatura. De facto, os parâmetros convencionais baseados no fluxo mitral parecem sobrestimar a DD em doentes cirróticos, dada a sua dependência das condições de carga. Este facto realça a contribuição dos dados do Doppler tecidular, que são independentes destas condições.

Para além destas anomalias, a CCM caracteriza-se por um conjunto de alterações morfológicas das câmaras cardíacas, que parecem afetar sobretudo as cavidades esquerdas. No nosso estudo, 59,2% dos doentes apresentavam dilatação da aurícula esquerda, evidenciada por um índice de volume >34ml/m2. Para além disso, ao correlacionar diferentes parâmetros ecocardiográficos com os scores de gravidade da cirrose, o volume da aurícula esquerda foi o único parâmetro ecocardiográfico positivamente correlacionado com a gravidade da cirrose. Estes resultados, juntamente com os relatados na literatura, sugerem que a dilatação da aurícula esquerda deve ser adoptada como um importante marcador de CCM.

No final desta avaliação ecocardiográfica, a prevalência de CMC na nossa série foi de 53,9% de acordo com a definição de consenso; foi de 40,8% com base nos dados de Doppler tecidular e Strain 2D. A concordância entre as duas definições foi moderada (índice kappa igual a 0,585; p<0,001). Resultados semelhantes foram reportados em estudos recentemente publicados, cujas conclusões sugerem que estes novos parâmetros devem ser incorporados na avaliação da função cardíaca na cirrose, uma vez que são mais sensíveis e mais específicos do que os parâmetros convencionais.

Em nosso estudo analítico, foram identificados três preditores independentes de CCM: idade (OR 1,05; IC95%: 1,003-1,103; p<0,039), sexo feminino (OR 3,006; IC95%: 1,029-8,778; p=0,044) e escore CHILD PUGH>9 (OR 4,363; IC95%: 1,328-14,331; p=0,015). Foram encontrados resultados semelhantes para os parâmetros demográficos. No entanto, a relação entre o CMC e a gravidade da cirrose permanece controversa. De facto, alguns estudos confirmaram que a CMC, particularmente a DD, está significativamente associada a cirrose avançada. No entanto, outros autores demonstraram que a presença desta disfunção cardíaca era independente da gravidade da doença hepática.

As anomalias electro-ecocardiográficas são de grande interesse clínico na prática atual. A sua presença em doentes cirróticos está associada a elevada mortalidade e mau prognóstico. Têm sido adoptadas por alguns autores como factores independentes de mortalidade, especialmente após transplante hepático ou introdução de TIPS. Pensa-se também que a CMC esteja envolvida na génese da síndrome hepatorrenal. Na nossa série, verificámos que, em análise univariada, a presença de insuficiência renal moderada a grave estava significativamente associada à CMC (p=0,004). No entanto, não dispomos de dados prospectivos que nos permitam estabelecer a cronologia da disfunção renal em relação à lesão cardíaca. A relação bidirecional entre estes dois órgãos durante a cirrose tem atraído um interesse científico considerável nos últimos anos. Estudos recentes sugerem que a CMC contribui para o desenvolvimento da SHR, através da alteração da contratilidade e da redução do débito cardíaco. Estes dados poderiam, portanto, levar a uma reconsideração das estratégias terapêuticas no tratamento da SHR.

No final deste estudo, propomos a atualização da definição de CMC, através da inclusão dos parâmetros de Doppler tecidular e Strain 2D, permitindo uma melhor caraterização desta entidade. Dada a sua frequência, a sua presença em diferentes fases da doença hepática e a sua grande importância no tratamento da cirrose, a CMC deve ser sistematicamente investigada em todos os doentes cirróticos. Desta forma, seria possível antecipar o aparecimento da SHR, evitar tratamentos intempestivos que poderiam mascarar a disfunção cardíaca, e melhorar seletivamente a função cardíaca quando necessário e possível.

É certo que se registaram muitos progressos na compreensão de vários aspectos do CCM. No entanto, existem ainda muitas áreas cinzentas, nomeadamente no que diz respeito às futuras opções terapêuticas. Por conseguinte, são necessários mais estudos para identificar tratamentos adequados, com o objetivo potencial de modificar a doença.

a história natural do CCM, particularmente na fase assintomática.

6 REFERÊNCIAS

1. Lee SS. Cardiacabnormalities   in liver cirrhosis. West J Med. Nov 1989;151(5):530-5.

2. Moller S, HenriksenJH   .   Complicações cardiovasculares da cirrose.   Gut.   1 fisvr 2008;57(2):268-78.

3. Baik S, Fouad TR,   Lee SS. Cardiomiopatia cirrótica. OrphanetJ   RareDis . 2007;2(1):15.

4. M0ller S, Henriksen JH. Cardiomiopatia cirrótica. J Hepatol. 2010;53(1):179-190.

5. Meluzin J, Spinarova L, Hude P, Krejci J, Poloczkova H, Podrouzkova H, et al. Mecânica do Ventrículo Esquerdo na Cardiomiopatia Dilatada Idiopática: Acoplamento Sistólico-Diastólico e Torção. J Am Soc Echocardiogr. maio de 2009;22(5):486-93.

6. Otavio Mocarzel L, Bicca J, Jarske L, Oliveira T, Lanzieri P, Altenburg Gismondi R. Cardiomiopatia cirrótica: já sabemos. O que vem a seguir? Dig Syst. dëc 2017; 1 (1): 1-5.

7. Sampaio F. Avaliação da função ventricular esquerda na cirrose: métodos actuais e direcções futuras. World J Gastroenterol. 2016;22(1):112.

8. Rrnz-del-ArbolL . Cardiomiopatia cirrótica. World J Gastroenterol. 2015;21(41):11502.

9. Dec GW, Kondo N, Farrell ML, Dienstag J, Cosimi AB, Semigran MJ. Complicações cardiovasculares após transplante de fígado. Clin Transplant. dëc 1995;9(6):463-71.

10. Therapondos G, Flapan AD, Plevris JN, Hayes PC. Morbidade cardíaca e mortalidade relacionadas ao transplante ortotópico de fígado. Liver Transplant Off Publ Am Assoc Study Liver Dis Int Liver Transplant Soc. dëc 2004;10(12):1441 -53.

11. Van der Linden P, Le Moine O, Ghysels M, Ortinez M, Deviëre J. Hipertensão pulmonar após derivação portossistémica intra-hepática transjugular: efeitos na função ventricular direita. Hepatol Baltim Md. maio de 1996;23(5):982-7.

12. Azoulay D, Castaing D, Dennison A, Martino W, Eyraud D, Bismuth H. A derivação portossistémica intra-hepática transjugular agrava o estado circulatório hiperdinâmico do doente cirrótico: relatório preliminar de um estudo prospetivo. Hepatol Baltim Md. Jan 1994;19(1):129-32.

13. Kovacs A, Schepke M, Heller J, Schild HH, Flacke S. Efeitos a curto prazo do shunt intra-hepático transjugular na função cardíaca avaliada por ressonância magnética cardíaca: resultados preliminares. Cardiovasc Intervent Radiol. Abr 2010;33(2):290-6.

14. Trevisani F, Di Micoli A, Zambruni A, Biselli M, Santi V, Erroi V, et al. Prolongamento do intervalo QT por hemorragia gastrointestinal aguda em pacientes com cirrose. Liver Int Off J Int Assoc Study Liver. nov 2012;32(10):1510-5.

15. De Pietri L, Mocchegiani F, Leuzzi C, Montalti R, Vivarelli M, Agnoletti V. Ecocardiografia transesofágica durante o transplante de fígado. World J Hepatol. 18 de outubro de 2015;7(23):2432-48.

16. Rrnz-del-Arbol L, Acliecar L, Serradilla R, Rodr^guez-Gand^a MA, Rivero M, Garrido E, et al. A disfunção diastólica é um preditor de maus resultados em pacientes com cirrose, hipertensão portal e uma creatinina normal. Hepatology. nov 2013;58(5):1732-41.

17. Arroyo V, Gines P, Gerbes AL, Dudley FJ, Gentilini P, Laffi G, et al. Definição e

critérios de diagnóstico de ascite refractária e síndrome iepatorenal na cirrose. Clube Internacional da Ascite. Hepatol Baltim Md. Jan 1996;23(1):164–76.

18. Wong F, Nadim MK, Kellum JA, Salerno F, Bellomo R, Gerbes A, et al. Proposta do grupo de trabalho para um sistema de classificação revisto da disfunção renal em doentes com cirrose. Gut. 1 de maio de 2011;60(5):702–9.

19. Levey AS, Coresi J, Balk E, Kausz AT, Levin A, Steffes MW, et al. National Kidney Foundation practice guidelines for cironic kidney disease: evaluation, classification, and stratification. Ann Intern Med. 15 Jul 2003;139(2):137–47.

20. Merkel C, Zoli M, Siringo S, van Buuren H, Magalotti D, Angeli P, et al. Prognostic indicators of risk for first variceal bleeding in cirriosis: a multicenter study in 711 patients to validate and improve tie Norti Italian Endoscopic Club (NIEC) index. Am J Gastroenterol. outubro de 2000;95(10):2915–20.

21. Sarin SK, Laioti D, Saxena SP, Murtiy NS, Makwana UK. Prevalence, classification and natural iistory of gastric varices: a long-term follow-up study in 568 portal iypertension patients. Hepatol Baltim Md. Dec 1992;16(6):1343–9.

22. Lang RM, Badano LP, Mor-Avi V, Afilalo J, Armstrong A, Ernande L, et al. Recomendações para a quantificação da câmara cardíaca por eciocardiografia em adultos: uma atualização da Sociedade Americana de Eciocardiografia e da Associação Europeia de Imagiologia Cardiovascular. J Am Soc Eciocardiogr. Jan 2015;28(1):1-39.e14.

23. Naguei SF, Smiseti OA, Appleton CP, Byrd BF, Dokainisi H, Edvardsen T, et al. Recomendações para a avaliação da função diastólica do ventrículo esquerdo por eciocardiografia: uma atualização da Sociedade Americana de Eciocardiografia e da Associação Europeia de Imagem Cardiovascular. J Am Soc Eciocardiogr. Abr 2016;29(4):277–314.

24. Zambruni A, Trevisani F, Caraceni P, Bernardi M. Anomalias electropiisiológicas cardíacas em doentes com cirrose. J Hepatol. maio de 2006;44(5):994–1002.

25. Liu H, Gaskari SA, Lee SS. Cardiac and vascular cianges in cirriosis: patiogenic mechanisms. World J Gastroenterol. 14 Feb 2006;12(6):837–42.

26. Ceolotto G, Papparella I, Sticca A, Bova S, Cavalli M, Cargnelli G, et al. Uma expressão genética anormal do sistema в-adrenérgico contribui para a patogénese da cardiomiopatia em ratos cirróticos. Hepatology. dec 2008;48(6):1913–23.

27. Lee SS, Marty J, Mantz J, Samain E, Braillon A, Lebrec D. Desensibilização dos receptores beta-adrenérgicos do miocárdio em ratos cirróticos. Hepatol Baltim Md. Sept 1990;12(3 Pt 1):481–5.

28. M0ller S, Bernardi M. Interações entre o coração e o fígado. Eur Heart J. 21 de setembro de 2013;34(36):2804–11.

29. Gerbes AL, Remien J, Jungst D, Sauerbruch T, Paumgartner G. Evidence for downregulation of beta-2-adrenoceptors in cirrhotic patients with severe ascites. Lancet Lond Engl. 21 de junho de 1986;1(8495):1409–11.

30. Glenn TK, Honar H, Liu H, ter Keurs HEDJ, Lee SS. Papel das proteínas do miofilamento cardíaco titina e colágeno na patogênese da disfunção diastólica em ratos cirróticos. J Hepatol. dëc 2011; 55 (6): 1249–55.

31. Moezi L, Gaskari SA, Lee SS. Endocanabinóides e doença hepática. V. Endocannabinoids as mediators of vascular and cardiac abnormalities in cirrhosis. Am J

physiol-gastrointest Liver Physiol. outubro de 2008;295(4):G649-53.

32. Ros J, Claria J, To-Figueras J, Planaguma A, Cejudo-Martm P, Fernandez-Varo G, et al. Endogenous cannabinoids: a new system involved in the homeostasis of arterial pressure in experimental cirrhosis in the rat. Gastroenterology. Jan 2002;122(1):85-93.

33. Yang Y-Y, Liu H, Nam SW, Kunos G, Lee SS. Mechanisms of TNFalpha-induced cardiac dysfunction in cholestatic bile duct-ligated mice: interaction between TNFalpha and endocannabinoids. J Hepatol. agosto de 2010;53(2):298 - 306.

34. Wiest R, Groszmann RJ. The paradox of nitric oxide in cirrhosis and portal hypertension: too much, not enough. Hepatol Baltim Md. ievr 2002;35(2):478 - 91.

35. Gaskari SA, Liu H, D'Mello C, Kunos G, Lee SS. A resposta cardíaca embotada à hemorragia em ratos cirróticos é mediada por endocanabinóides liberados por macrófagos locais. J Hepatol. junho de 2015;62(6):1272-7.

36. Amirtharaj GJ, Natarajan SK, Pulimood A, Balasubramanian KA, Venkatraman A, Ramachandran A. Papel dos radicais livres de oxigénio, óxido nítrico e mitocôndrias na mediação de alterações cardíacas durante a cirrose hepática induzida por tioacetamida. Cardiovasc Toxicol. abril de 2017;17(2):175-84.

37. Ma Z, Meddings JB, Lee SS. As propriedades físicas da membrana determinam a função do recetor beta-adrenérgico cardíaco em ratos cirróticos. Am J Physiol. Jul 1994;267(1 Pt 1):G87-93.

38. Chen X, Zhang X, Kubo H, Harris DM, Mills GD, Moyer J, et al. A sobrecarga de Ca2+ induzida pelo influxo de Ca2+ no retículo sarcoplasmático causa apoptose dependente de mitocôndrias em miócitos ventriculares. Circ Res. 11 Nov 2005;97(10):1009-17.

39. Nam SW, Liu H, Wong JZ, Feng AY, Chu G, Merchant N, et al. A apoptose dos cardiomiócitos contribui para a patogénese da cardiomiopatia cirrótica em ratinhos ligados às vias biliares. Clin Sci Lond Engl 1979. 1 Oct 2014;127(8):519-26.

40. Liu H, Ma Z, Lee SS. Contribuição do óxido nítrico para a patogénese da cardiomiopatia cirrótica em ratos ligados à via biliar. Gastroenterology. maio de 2000;118(5):937-44.

41. Jarkovska D, Bludovska M, Mistrova E, Krizkova V, Kotyzova D, Kubikova T, et al. Expressão de mediadores clássicos em corações de ratos com disfunção hepática. Can J Physiol Pharmacol. nov 2017;95(11):1351-9.

42. Chayanupatkul M, Liangpunsakul S. Cardiomiopatia cirrótica: revisão da fisiopatologia e tratamento. Hepatol Int. Jul 2014;8(3):308-15.

43. Ward CA, Ma Z, Lee SS, Giles WR. Potassium currents in atrial and ventricular myocytes from a rat model of cirrhosis. Am J Physiol. agosto de 1997;273(2 Pt 1):G537- 544.

44. Vasavan T, Ferraro E, Ibrahim E, Dixon P, Gorelik J, Williamson C. Coração e ácidos biliares - Consequências clínicas do metabolismo alterado dos ácidos biliares. Biochim Biophys Ata BBA - Mol Basis Dis. jan 2018;39(17)30496-9.

45. Jones DEJ, Hollingsworth K, Fattakhova G, MacGowan G, Taylor R, Blamire A, et al. Impaired cardiovascular function in primary biliary cirrhosis. Am J Physiol Gastrointest Liver Physiol. maio de 2010;298(5):G764-773.

46. Desai MS, Eblimit Z, Thevananther S, Kosters A, Moore DD, Penny DJ, et al. A cardiomiopatia reverte com a recuperação da lesão hepática, colestase e colanemia no modelo de rato de fibrose biliar. Liver Int Off J Int Assoc Study Liver. abril de 2015;35(4):1464-77.

47. M0ller S, Wiese S, Halgreen H, Hove JD. Disfunção diastólica na cirrose. Heart Fail Rev.

Sep 2016;21(5):599–610.

48. Liu H, Song D, Lee SS. Cirrhotic cardiomyopathy. Gastroenterol Clin Biol. Oct 2002;26(10):842-7.

49. Kelbaek H, Eriksen J, Brynjolf I, Raboel A, Lund JO, Munck O, et al. Cardiac performance in patients with asymptomatic alcoholic cirrhosis of the liver. Am J Cardiol. Out 1984;54(7):852-6.

50. Grose RD, Nolan J, Dillon JF, Errington M, Hannan WJ, Bouchier IA, et al. Exercise-induced left ventricular dysfunction in alcoholic and non-alcoholic cirrhosis. J Hepatol. março de 1995;22(3):326-32.

51. Gaskari SA, Honar H, Lee SS. Therapy insight: Cirrhotic cardiomyopathy. Nat Clin Pract Gastroenterol Hepatol. junho de 2006;3(6):329-37.

52. Ruiz-del-Arbol L, Monescillo A, Arocena C, Valer P, Gines P, Moreira V, et al. Função circulatória e síndrome hepatorrenal na cirrose. Hepatol Baltim Md. agosto de 2005;42(2):439-47.

53. Wong F. Cirrhotic cardiomyopathy. Hepatol Int. março 2009;3(1):294-304.

54. VanWagner LB, Harinstein ME, Runo JR, Darling C, Serper M, Hall S, et al. Abordagem multidisciplinar da avaliação de risco de doença vascular cardíaca e pulmonar no transplante de fígado: Uma avaliação das evidências e recomendações de consenso. Am J Transplant. Jan 2018;18(1):30-42.

55. Carvalheiro F, Rodrigues C, Adrego T, Viana J, Vieira H, Seco C, et al. Disfunção Diastólica na Cirrose Hepática: Preditor Prognóstico no Transplante Hepático? Transplant Proc. Jan 2016;48(1):128-31.

56. Sampaio F, Pimenta J, Bettencourt N, Fontes-Carvalho R, Silva AP, Valente J, et al. Disfunção sistólica e diastólica na cirrose: um estudo de ecocardiografia com Doppler tecidular e speckle tracking. Liver Int. Sep 1, 2013;33(8):1158-65.

57. Nazar A, Guevara M, Sitges M, Terra C, Sola E, Guigou C, et al. Função ventricular esquerda avaliada por ecocardiografia na cirrose: relação com a hemodinâmica sistémica e disfunção renal. J Hepatol. 2013;58(1):51-57.

58. Merli M, Calicchia A, Ruffa A, Pellicori P, Riggio O, Giusto M, et al. A disfunção cardíaca na cirrose não está associada à gravidade da doença hepática. Eur J Intern Med. março de 2013;24(2):172-6.

59. Sampaio F, Pimenta J, Bettencourt N, Fontes-Carvalho R, Silva A-P, Valente J, et al. Disfunção sistólica e disfunção diastólica não influenciam o prognóstico a médio prazo em doentes com cirrose. Eur J Intern Med. março 2014;25(3):241-6.

60. Devi L, Malik P, Mallick J, Meher L. Estudo da Disfunção Miocárdica em Pacientes com Cirrose Hepática. J Adv Med Res. 10 Jan 2017;24(8):1-7.

61. Sampaio F, Pimenta J. Avaliação da função ventricular esquerda na cirrose: Métodos actuais e direcções futuras. World J Gastroenterol. 7 Jan 2016;22(1):112-25.

62. Gassanov N, Caglayan E, Semmo N, Massenkeil G, Er F. Cirrhotic cardiomyopathy: A cardiologist's perspective. World J Gastroenterol WJG. 14 Nov 2014;20(42):15492-8.

63. Altekin RE, Caglar B, Karakas MS, Ozel D, Deger N, Demir I. Avaliação da disfunção sistólica subclínica do ventrículo esquerdo usando ecocardiografia bidimensional de speckletracking em pacientes com cirrose não alcoólica. Hell J Cardiol. 2014;55:402-410.

64. Kazankov K, Holland-Fischer P, Andersen NH, Torp P, Sloth E, Aagaard NK, et al.

Disfunção miocárdica em repouso na cirrose quantificada por imagens de Doppler tecidual. Liver Int Off J Int Assoc Study Liver. abril de 2011;31(4):534-40.

65. Krag A, Bendtsen F, Mortensen C, Henriksen JH, M0ller S. Effects of a single terlipressin administration on cardiac function and perfusion in cirrhosis: Eur J Gastroenterol Hepatol. sept 2010;22(9):1085-92.

66. Sampaio F, Lamata P, Bettencourt N, Alt SC, Ferreira N, Kowallick JT, et al. Avaliação da fisiologia cardiovascular através de ressonância magnética cardiovascular com dobutamina em stress revela reserva contrátil diminuída em doentes com cardiomiopatia cirrótica. J Cardiovasc Magn Reson Off J Soc Cardiovasc Magn Reson. 2015;17:61.

67. Kim MY, Baik SK, Won CS, Park HJ, Jeon HK, Hong HI, et al. Ecocardiografia de esforço com dobutamina para avaliação da cardiomiopatia cirrótica na cirrose hepática. Korean J Hepatol. 2010;16(4):376.

68. Pozzi M, Carugo S, Boari G, Pecci V, de Ceglia S, Maggiolini S, et al. Evidência de anomalias cardíacas funcionais e estruturais em doentes cirróticos com e sem ascite. Hepatol Baltim Md. Nov 1997;26(5):1131-7.

69. Finucci G, Desideri A, Sacerdoti D, Bolognesi M, Merkel C, Angeli P, et al. Left ventricular diastolic function in liver cirrhosis. Scand J Gastroenterol. março de 1996;31(3):279-84.

70. Torregrosa M, Aguadë S, Dos L, Segura R, Gonzalez A, Evangelista A, et al. Alterações cardíacas na cirrose: reversibilidade após transplante hepático. J Hepatol. Jan 2005;42(1):68-74.

71. Alexopoulou A, Papatheodoridis G, Pouriki S, Chrysohoou C, Raftopoulos L, Stefanadis C, et al. A disfunção miocárdica diastólica não afecta a sobrevivência em doentes com cirrose. Transpl Int Off J Eur Soc Organ Transplant. nov 2012;25(11):1174-81.

72. Papastergiou V, Skorda L, Lisgos P, Papakonstantinou N, Giakoumakis T, Ntousikos K, et al. Prevalência de ultra-sons e factores de previsão da disfunção diastólica do ventrículo esquerdo em doentes com cirrose hepática: existe uma correlação entre o grau de disfunção diastólica e o grau de doença hepática? ScientificWorldJournal. 2012;2012:615057.

73. Chen Y, Chan AC, Chan S-C, Chok S-H, Sharr W, Fung J, et al. Uma avaliação detalhada da função cardíaca em pacientes cirróticos e sua alteração com ou sem transplante de fígado. J Cardiol. fëvr 2016; 67 (2): 140-6.

74. Bernardi M, Maggioli C, Dibra V, Zaccherini G. Prolongamento do intervalo QT na cirrose hepática: espetador inocente ou ameaça séria? Expert Rev Gastroenterol Hepatol. fevr 2012;6(1):57-66.

75. Pall A, Czifra A, Vitalis Z, Papp M, Paragh G, Szabo Z. Abordagem fisiopatológica e clínica da cardiomiopatia cirrótica. J Gastrointestin Liver Dis. 2014;23(3):301-310.

76. Zambruni A, Di Micoli A, Lubisco A, Domenicali M, Trevisani F, Bernardi M. Correção do Intervalo QT em Pacientes com Cirrose. J Cardiovasc Electrophysiol. Jan 2007;18(1):77-82.

77. Hansen S, M0ller S, Bendtsen F, Jensen G, Henriksen JH. Variação diurna e dispersão do intervalo QT na cirrose: relação com alterações hemodinâmicas. J Hepatol. setembro de 2007;47(3):373-80.

78. Li L, Liu H, Shu J, Xi X, Wang Y. [Investigação clínica do prolongamento do Q-T na cirrose hepática]. Zhonghua Yi Xue Za Zhi. 16 de outubro de 2007;87(38):2717-8.

79. Genovesi S, Pizzala DMP, Pozzi M, Ratti L, Milanese M, Pieruzzi F, et al.

Prolongamento do intervalo QT e diminuição da variabilidade da frequência cardíaca em pacientes cirróticos: relevância do gradiente de pressão venosa hepática e do cálcio sérico. Clin Sci. 2009;116(12):851-859.

80. Bashir Bhatti A, Ali F, Akbar Satti S. O intervalo QTc prolongado é uma marca eletrofisiológica da cardiomiopatia cirrótica. Open J Intern Med. 2014;04(01):33-9.

81. Kim SM, George B, Alcivar-Franco D, Campbell CL, Charnigo R, Delisle B, et al. O prolongamento do QT está associado a um aumento da mortalidade na doença hepática em fase terminal. World J Cardiol. 2017;9(4):347.

82. Kadappu KK, Abhayaratna K, Boyd A, French JK, Xuan W, Abhayaratna W, et al. Marcadores ecocardiográficos independentes de envolvimento cardiovascular na doença renal crónica: o valor da função e do volume do átrio esquerdo. J Am Soc Echocardiogr. Abr 2016;29(4):359-67.

83. Tsang TSM, Barnes ME, Gersh BJ, Bailey KR, Seward JB. Volume do átrio esquerdo como expressão morfofisiológica da disfunção diastólica do ventrículo esquerdo e relação com a carga de risco cardiovascular. Am J Cardiol. 15 dёc 2002;90(12):1284-9.

84. Finucci G, Desideri A, Sacerdoti D, Bolognesi M, Merkel C, Angeli P, et al. Left ventricular diastolic function in liver cirrhosis. Scand J Gastroenterol. março de 1996;31(3):279-84.

85. Li X, Yu S, Li L, Han D, Dai S, Gao Y. Alterações relacionadas à cirrose na função ventricular esquerda e correlação com o modelo para o escore de doença hepática em estágio terminal. Int J Clin Exp Med. 15 dёc 2014; 7 (12): 5751-7.

86. Merli M, Torromeo C, Giusto M, Iacovone G, Riggio O, Puddu PE. A sobrevivência em 2 anos entre pacientes com cirrose hepática é influenciada pelo volume atrial esquerdo e pela massa ventricular esquerda. Liver Int. maio de 2017;37(5):700-6.

87. Ortiz-Olvera NX, Castellanos-Pallares G, Gómez-Jimёnez LM, Cabrera-Munoz ML, Mёndez-Navarro J, Moran-Villota S, et al. Alterações cardíacas anatómicas na cirrose hepática: um estudo de autópsia. Ann Hepatol. 2011;10(3):321-326.

88. Lunseth JH, Olmstead EG, Abboud F. A study of heart disease in one hundred eight hospitalized patients dying with portal cirrhosis. AMA Arch Intern Med. setembro de 1958;102(3):405-13.

89. Lee RF, Glenn TK, Lee SS. Cardiac dysfunction in cirrhosis. Best Pract Res Clin Gastroenterol. Jan 2007;21(1):125-40.

90. Chen Y, Chan AC, Chan S-C, Chok S-H, Sharr W, Fung J, et al. Uma avaliação detalhada da função cardíaca em pacientes cirróticos e sua alteração com ou sem transplante de fígado. J Cardiol. fёvr 2016; 67 (2): 140-6.

91. Shang C. Terapia guiada por peptídeo natriurético do tipo B para medicina perioperatória?
Open Heart. agosto de 2014;1(1):e000105.

92. M0ller S, Bendtsen F. A fisiopatologia da vasodilatação arterial e
Circulação hiperdinâmica na cirrose. Liver Int. 2018;00:1-11

93. Wong F, Siu S, Liu P, Blendis LM. Peptídeo natriurético cerebral: é um preditor de cardiomiopatia na cirrose? Clin Sci Lond Engl 1979. dёc 2001;101(6):621 -8.

94. Henriksen JH, G0tze JP, Fuglsang S, Christensen E, Bendtsen F, M0ller S. Increased circulating pro-brain natriuretic peptide (proBNP) and brain natriuretic peptide (BNP) in patients with cirrhosis: relation to cardiovascular dysfunction and severity of disease. Gut. Oct 2003;52(10):1511-7.

95. Wiese S, Mortensen C, G0tze JP, Christensen E, Andersen O, Bendtsen F, et al. Marcadores cardíacos e pró-inflamatórios predizem o prognóstico na cirrose. Liver Int. Jul 2014;34(6):e19-30.

96. Pateron D, Beyne P, Laperche T, Logeard D, Lefilliatre P, Sogni P, et al. Elevated circulating cardiac troponin I in patients with cirrhosis. Hepatol Baltim Md. março de 1999;29(3):640-3.

97. Sharma UC, Pokharel S, van Brakel TJ, van Berlo JH, Cleutjens JPM, Schroen B, et al. Galectin-3 marks activated macrophages in failure-prone hypertrophied hearts and contributes to cardiac dysfunction. Circulation. 9 Nov 2004;110(19):3121-8.

98. Kimer N, Goetze JP, Bendtsen F, M0ller S. Novos peptídeos vasoativos na cirrose: extração de órgãos e relação com o estado vasodilatador. Eur J Clin Invest. maio de 2014;44(5):441-52.

99. Reant P, Labrousse L, Lafitte S, Bordachar P, Pillois X, Tariosse L, et al. Validação experimental da tensão bidimensional circunferencial, longitudinal e radial durante a ecocardiografia de esforço com dobutamina em condições isquémicas. J Am Coll Cardiol. Jan 2008;51(2):149-57.

100.Yiu KH, Schouffoer AA, Marsan NA, Ninaber MK, Stolk J, Vlieland TV, et al. Disfunção ventricular esquerda avaliada por análise de tensão de rastreamento de manchas em pacientes com esclerose sistémica: Relação com a capacidade funcional e arritmias ventriculares. Arthritis Rheum. dëc 2011;63(12):3969-78.

101.Zhao C-T, Yeung C-K, Siu C-W, Tam S, Chan J, Chen Y, et al. Relação entre a hormona paratiroideia e a disfunção miocárdica subclínica em doentes com psoríase grave. J Eur Acad Dermatol Venereol. abril de 2014;28(4):461-8.

102.Chen Y, Chung H-Y, Zhao C-T, Wong A, Zhen Z, Tsang HH-L, et al. Disfunção miocárdica do ventrículo esquerdo e aterosclerose prematura em pacientes com espondiloartrite axial. Rheumatology. fisvr 2015;54(2):292-301.

103.Lang RM, Badano LP, Mor-Avi V, Afilalo J, Armstrong A, Ernande L, et al. Recomendações para a quantificação das câmaras cardíacas por ecocardiografia em adultos: uma atualização da Sociedade Americana de Ecocardiografia e da Associação Europeia de Imagem Cardiovascular. J Am Soc Echocardiogr Off Publ Am Soc Echocardiogr. Jan 2015;28(1):1-39.e14.

104.Nazar A, Guevara M, Sitges M, Terra C, Sola E, Guigou C, et al. Função ventricular esquerda avaliada por ecocardiografia na cirrose: relação com a hemodinâmica sistémica e disfunção renal. J Hepatol. 2013;58(1):51-57.

105.Sampaio F, Pimenta J, Bettencourt N, Fontes-Carvalho R, Silva AP, Valente J, et al. Disfunção sistólica e diastólica na cirrose: um estudo de ecocardiografia com Doppler tecidular e speckle tracking. Liver Int. Sep 2013;33(8):1158-65.

106.Nagueh SF, Appleton CP, Gillebert TC, Marino PN, Oh JK, Smiseth OA, et al. Recomendações para a Avaliação da Função Diastólica do Ventrículo Esquerdo por Ecocardiografia. Eur J Echocardiogr. 4 de agosto de 2008;10(2):165-93.

107.Nagueh SF, Smiseth OA, Appleton CP, Byrd BF, Dokainish H, Edvardsen T, et al. Recomendações para a Avaliação da Função Diastólica do Ventrículo Esquerdo por Ecocardiografia: Uma Atualização da Sociedade Americana de Ecocardiografia e da Associação Europeia de Imagem Cardiovascular. J Am Soc Echocardiogr. abril de 2016;29(4):277-314.

108.Cahill JM, Horan M, Quigley P, Maurer B, McDonald K. Índices ecodopplercardiográficos da função diastólica em internamentos por insuficiência cardíaca com função sistólica ventricular esquerda preservada. Eur J Heart Fail. agosto de 2002;4(4):473-8.

109.Palmieri V, Innocenti F, Pini R, Celentano A. Reprodutibilidade da avaliação ecocardiográfica Doppler da função diastólica do ventrículo esquerdo em ambiente multicêntrico. J Am Soc Echocardiogr Off Publ Am Soc Echocardiogr. fèvr 2005;18(2):99-106.

110.Petrie MC, Hogg K, Caruana L, McMurray JJV. Poor concordance of commonly used echocardiographic measures of left ventricular diastolic function in patients with suspected heart failure but preserved systolic function: is there a reliable echocardiographic measure of diastolic dysfunction? Heart Br Card Soc. maio 2004;90(5):511-7.

111.Thomas MD, Fox KF, Wood DA, Gibbs JSR, Coats AJS, Henein MY, et al. Caraterísticas ecocardiográficas e péptidos natriuréticos cerebrais em doentes com insuficiência cardíaca e função sistólica preservada. Heart Br Card Soc. maio de 2006;92(5):603-8.

112.Klein AL, Burstow DJ, Tajik AJ, Zachariah PK, Bailey KR, Seward JB. Efeitos da idade nas dimensões do ventrículo esquerdo e na dinâmica de enchimento em 117 pessoas normais. Mayo Clin Proc. março de 1994;69(3):212-24.

113.Nagueh SF, Appleton CP, Gillebert TC, Marino PN, Oh JK, Smiseth OA, et al. Recomendações para a avaliação da função diastólica do ventrículo esquerdo por ecocardiografia. Eur J Echocardiogr J Work Group Echocardiogr Eur Soc Cardiol. março de 2009;10(2):165-93.

114.Somani PO, contratante Q, Chaurasia AS, Rathi PM. A disfunção diastólica caracteriza a cardiomiopatia cirrótica. Indian Heart J. 2014;66(6):649-55.

115.Karagiannakis DS, Vlachogiannakos J, Anastasiadis G, Vafiadis-Zouboulis I, Ladas SD. A disfunção cardíaca diastólica é um preditor de prognóstico sombrio em pacientes com cirrose hepática. Hepatol Int. Oct 2014;8(4):588-94.

116.Falletta C, Fili D, Nugara C, Di Gesaro G, Mina C, Baravoglia CMH, et al. Disfunção diastólica diagnosticada por imagem Doppler tecidual em pacientes cirróticos: Prevalência e sua possível relação com o desfecho clínico. Eur J Intern Med. dёc 2015; 26 (10): 830-4.

117.Rimba§ RC, Baldea SM, Guerra RDGA, Visoiu SI, Rimba§ M, Pop CS, et al. Novos critérios de definição de disfunção miocárdica em pacientes com cirrose hepática: um estudo de rastreamento de manchas e imagens de Doppler tecidual. Ultrasound Med Biol. Jan 2018;44(3):562-574.

118.Pozzi M, Redaelli E, Ratti L, Poli G, Guidi C, Milanese M, et al. Curso temporal da disfunção diastólica em diferentes fases das doenças hepáticas crónicas relacionadas com o VHC. Minerva Gastroenterol Dietol. junho de 2005;51(2):179-86.

119.Salerno F, Gerbes A, Gines P, Wong F, Arroyo V. Diagnóstico, prevenção e tratamento da síndrome hepatorrenal na cirrose. Gut. Sept 2007;56(9):1310-8.

120.de Mattos AZ, de Mattos AA, Mёndez-Sanchez N. Síndrome hepatorrenal: conceitos atuais relacionados ao diagnóstico e manejo. Ann Hepatol. agosto de 2016; 15 (4): 474-81.

121.Ruiz-del-Arbol L, Serradilla R. Cardiomiopatia cirrótica. World J Gastroenterol. 7 Nov 2015;21(41):11502-21.

122.Ruiz-del-Arbol L, Urman J, Fernandez J, Gonzalez M, Navasa M, Monescillo A, et al. Desarranjo hemodinâmico sistémico, renal e hepático em doentes cirróticos com peritonite bacteriana espontânea. Hepatol Baltim Md. Nov 2003;38(5):1210-8.

123.Krag A, Bendtsen F, Henriksen JH, M0ller S. O baixo débito cardíaco prediz o desenvolvimento da síndrome hepatorrenal e a sobrevivência em pacientes com cirrose e ascite. Gut. Jan 2010;59(1):105-10.

124.Mocarzel LO, Bicca J, Jarske L, Oliveira T, Lanzieri P, Gismondi R, et al. Cardiomiopatia cirrótica: outro caso de uma abordagem bem-sucedida para o tratamento da síndrome hepatorrenal. Caso Rep Gastroenterol. děc 2016;10(3):531 -7.

125.Zardi EM, Abbate A, Zardi DM, Dobrina A, Margiotta D, Van Tassel BW, et al. Cirrhotic Cardiomyopathy. J Am Coll Cardiol. agosto 2010;56(7):539-49.

126.Albarmawi A, Czock D, Gauss A, Ehehalt R, Lorenzo Bermejo J, Burhenne J, et al. A atividade do CYP3A na cirrose hepática grave está correlacionada com as pontuações de Child-Pugh e do modelo para a doença hepática terminal (MELD): atividade do CYP3A e gravidade da cirrose hepática. Br J Clin Pharmacol. Jan 2014;77(1):160-9.

127.Vuphalanchi R, Liang T, Goswami CP, Nalamasu R, Li L, Jones D, et al. Relação entre a expressão diferencial de microRNA hepático e a diminuição da atividade hepática do citocromo P450 3A na cirrose. Ray R, ë editor. PLoS ONE. 13 Sep 2013;8(9):e74471.

128.Di Micoli A, Zambruni A, Bracci E, Benazzi B, Zappoli P, Berzigotti A, et al. "Torsade de pointes" durante a infusão de amiodarona numa mulher cirrótica com um intervalo QT prolongado. Dig Liver Dis. Jul 2009;41(7):535-8.

129.Werner C, Riessen R, Gregor M, Bitzer M. Unerwartete Komplikation nach Osophagusvarizenblutung - Fall 2/2011. DMW - Dtsch Med Wochenschr. ievr 2011;136(05):217-217.

130.Lehmann M, Bruns T, Herrmann A, Fritzenwanger M, Stallmach A. 54-jahriger Patient mit Leberzirrhose und therapiebedingten Torsade-de-pointes-Tachykardien. Internist. Apr 2011;52(4):445-50.

131.Letsas KP, Efremidis M, Filippatos GS, Sideris AM. Síndrome do QT longo induzido por fármacos. Hell J Cardiol HJC Hell Kardiologike Epitheorese. outubro de 2007;48(5):296-9.

132.Santeusanio AD, Dunsky KG, Pan S, Schiano TD. O impacto da cirrose e medicamentos prescritos no intervalo QTc antes e depois do transplante de fígado. J Pharm Pract. nov 2017;089719001773789.

133.Cazzaniga M, Salerno F, Pagnozzi G, Dionigi E, Visentin S, Cirello I, et al. A disfunção diastólica está associada a uma fraca sobrevivência em doentes com cirrose com shunt portossistémico intra-hepático transjugular. Gut. 1 de junho de 2007;56(6):869-75.

134.Mittal C, Qureshi W, Singla S, Ahmad U, Huang MA. A disfunção diastólica do ventrículo esquerdo pré-transplante está associada à rejeição aguda do enxerto pós-transplante e à falha do enxerto. Dig Dis Sci. março de 2014;59(3):674-80.

135.Dowsley TF, Bayne DB, Langnas AN, Dumitru I, Windle JR, Porter TR, et al. A disfunção diastólica em pacientes com doença hepática terminal está associada ao desenvolvimento de insuficiência cardíaca logo após o transplante de fígado. Transplantation. 27 Sep 2012;94(6):646-51.

136.Tandon M, Karna ST, Pandey CK, Chaturvedi R. Desafio diagnóstico e terapêutico da insuficiência cardíaca após transplante de fígado: série de casos. World J Hepatol. 28 de novembro de 2017;9(33):1253-60.

137.Eimer MJ, Wright JM, Wang EC, Kulik L, Blei A, Flamm S, et al. Frequência e significado da insuficiência cardíaca aguda após transplante de fígado. Am J Cardiol. 2008 Jan 15;101(2):242-4.

138.Mandell MS, Seres T, Lindenfeld J, Biggins SW, Chascsa D, Ahlgren B, et al. Factores de risco associados à insuficiência cardíaca aguda durante a cirurgia de transplante de fígado: um estudo de caso-controlo. Transplantation. abril de 2015;99(4):873-8.

139.Somani PO, contratante Q, Chaurasia AS, Rathi PM. A disfunção diastólica caracteriza a cardiomiopatia cirrótica. Indian Heart J. Nov 2014;66(6):649-55.

140.Bernardi M, Maggioli C, Dibra V, Zaccherini G. Prolongamento do intervalo QT na cirrose hepática: espetador inocente ou ameaça séria? Expert Rev Gastroenterol Hepatol. 1 de fevereiro de 2012;6(1):57-66.

141.Cesari M, Frigo AC, Tonon M, Angeli P. preditores ardiovasculares de morte em pacientes com cirrose. Hepatology.Sep 13, 2017; 6(47):1527-3350.

142.Dadhich S, Goswami A, Jain VK, Gahlot A, Kulamarva G, Bhargava N. Cardiac dysfunction in cirrhotic portal hypertension with or without ascites. Ann Gastroenterol Q Publ Hell Soc Gastroenterol. 2014;27(3):244.

143.Henriksen JH, Bendtsen F, Hansen EF, M0ller S. O bloqueio в-adrenérgico agudo não seletivo reduz o prolongamento do intervalo Q-T ajustado à frequência (QTc) em doentes com cirrose. J Hepatol. fevereiro de 2004;40(2):239-46.

144.Zardi EM, Abbate A, Zardi DM, Dobrina A, Margiotta D, Van Tassel BW, et al. Cirrhotic Cardiomyopathy. J Am Coll Cardiol. agosto 2010;56(7):539-49.

145.Cheng CP, Igarashi Y, Little WC. Mecanismo de aumento da taxa de enchimento do ventrículo esquerdo durante o exercício. Circ Res. Jan 1992;70(1):9-19.

146.Serste T, Francoz C, Durand F, Rautou P-E, Melot C, Valla D, et al. Os beta-bloqueadores causam disfunção circulatória induzida por paracentese em doentes com cirrose e ascite refractária: um estudo cruzado. J Hepatol. outubro de 2011;55(4):794-9.

147.Baik S, Fouad TR, Lee SS. Cardiomiopatia cirrótica. Orphanet J Rare Dis. 2007;2(1):15.

148.Pozzi M, Carugo S, Boari G, Pecci V, de Ceglia S, Maggiolini S, et al. Evidência de anomalias cardíacas funcionais e estruturais em doentes cirróticos com e sem ascite. Hepatol Baltim Md. Nov 1997;26(5):1131-7.

149.Torregrosa M, Aguade S, Dos L, Segura R, Gonzalez A, Evangelista A, et al. Alterações cardíacas na cirrose: reversibilidade após transplante hepático. J Hepatol. Jan 2005;42(1):68-74.

150.Sonny A, Govindarajan SR, Jaber WA, Cywinski JB. Insuficiência cardíaca sistólica após transplante de fígado: Incidência, preditores e resultado. Clin Transplant. 1 de fevereiro de 2018; e13199.

ANEXO 1: ESBOÇO DA TESE

Apelido   :;   **Nome próprio**   :;   **NÚMERO D** : ;
Idade :
Sexo : Masculino ____[].;   Feminino [____]
ATCD : diabete O ; dislipidëmie 1   ; Outros :
Medicamentos tomados: bloqueadores beta   , ____diuréticos   ;
Outros :   ____||____[____]
Hábitos: álcool   ; tabaco   (PA=   )
Viagens de descoberta :   O
iterícia dor abdominal
Ascite _11_   hësangramento digestivo ____11_   ësomografia abdominal O
Perturbação do equilíbrio l^paticoQ trombopënie[ )
Outros :
Caraterísticas da cirrose :
Etiologia: HBV[1HCV _||_CBP [1CSP |_1Sd overlap ___|1
NASH □ CBS O Budd Chiari O cryptogënique O
Sëvëritë : CRIANÇA   PUGH=MELD=
Complicações evolutivas: Hemorragia digestiva [____]   número de episódios :
DOA □ número de episódio(s) :
CHC □ EHQ   SHR □
Dados FOGD: VO absentOC IIO IIIO
VG   ausenteQGOV1 Π   GOVCIGV1QIGV2 O
GHTP □ **Dados da ecografia abdominal:** SMG |1fleche sptenique=
CVC □Dilatação   TPQ
Dados biológicos: Hb :   ; plaq= ; ASAT=   ;   ALAT= .
BD/BT=   /GGT= ; PAL= ;   Albumina=
TP= ; INR=   ; uree=;   creat= ;   Na+/K+=.../....
Dados clínicos :
Peso= ; Altura=
TA= ; Fc=
Ascite □OMI   □
ECG :   QT]= [QT
Outra(s) anomalia(s) :

APÊNDICE 2: PONTUAÇÃO DA CRIANÇA-PUGH

Pontos	1	2	3
Ascite	ausente	moderee	abundante
Encefalopatia hepática	ausente	Fases 1 e 2	Fases 3 e 4
Taxa de protrombina (%)	>50	50-40	<40
Bilirrubina total (umol/l)	<35	35-50	>50
Albumina (g/l)	>35	28-35	<28

Fase A : Pontuação=5-6 pontos
Fase B : Pontuação=7-9 pontos
Stace C: Pontuação > 10-15 pontos

APÊNDICE 3: PONTUAÇÃO MELD

Pontuação MELD = 3,8 **x** In [Bilirrubinemia (em mg/dL)] **+** 11,2 **x** In (INR) + 9,6 **x** In[Creatinemia (em mg/dL)] **+** 6,4

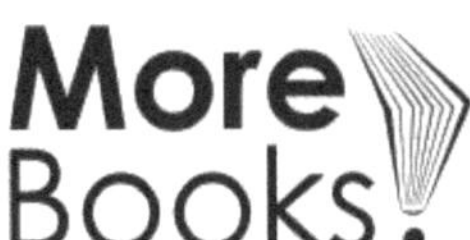

I want morebooks!

Buy your books fast and straightforward online - at one of world's fastest growing online book stores! Environmentally sound due to Print-on-Demand technologies.

Buy your books online at
www.morebooks.shop

Compre os seus livros mais rápido e diretamente na internet, em uma das livrarias on-line com o maior crescimento no mundo! Produção que protege o meio ambiente através das tecnologias de impressão sob demanda.

Compre os seus livros on-line em
www.morebooks.shop

info@omniscriptum.com
www.omniscriptum.com

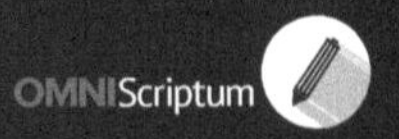

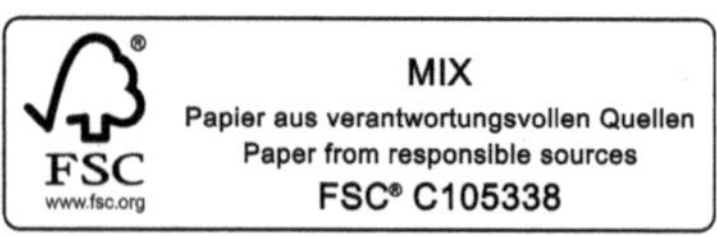

Printed by Books on Demand GmbH, Norderstedt / Germany